Aktivieren und Bewegen

Wo Sport Spaß macht

Marianne Eisenburger

Aktivieren und Bewegen

von älteren Menschen

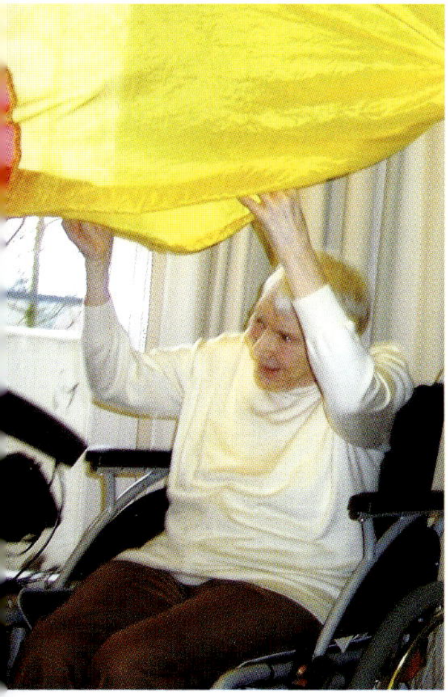
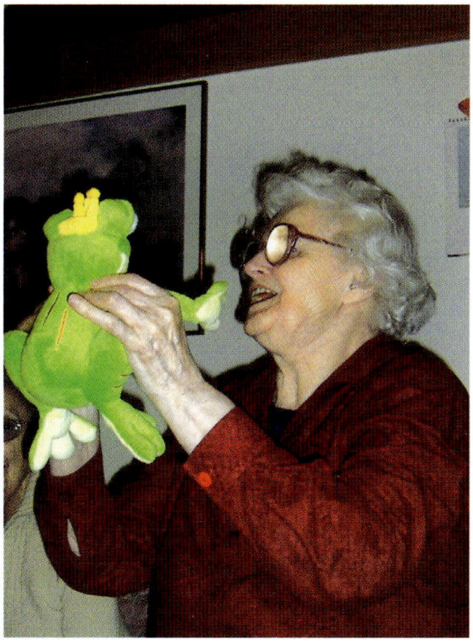
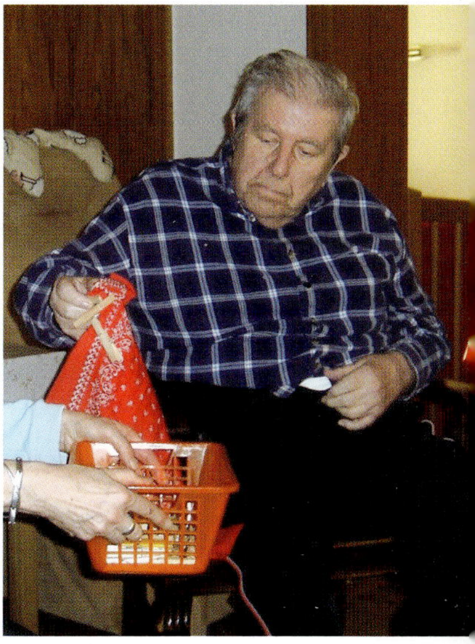

Meyer & Meyer Verlag

Papier aus nachweislich umweltverträglicher Forstwirtschaft.
Garantiert nicht aus abgeholzten Urwäldern!

Aktivieren und Bewegen

Bibliografische Information der Deutschen Nationalbibliothek
Die Deutsche Nationalbibliothek verzeichnet diese Publikation in der Deutschen Nationalbibliografie; detaillierte bibliografische Details sind im Internet über <http://dnb.d-nb.de> abrufbar.

4. überarbeitete Auflage 2008
6. Auflage 2011
Auckland, Beirut, Budapest, Cairo, Cape Town, Dubai, Graz, Indianapolis, Maidenhead, Melbourne, Olten (CH), Singapore, Tehran, Toronto
Member of the World
Sport Publishers' Association (WSPA)
Druck und Bindung: B.O.S.S Druck und Medien GmbH
ISBN 978-3-89899-545-0
www.dersportverlag.de
E-Mail: verlag@m-m-sports.com

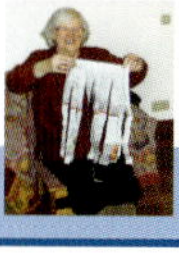
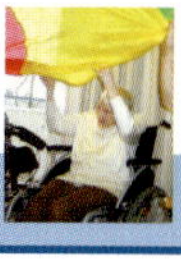
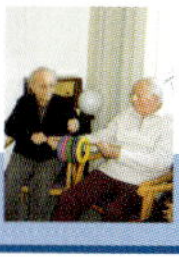

Inhalt

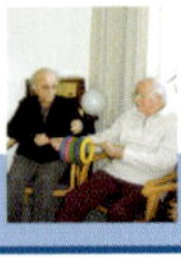
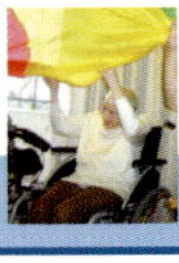
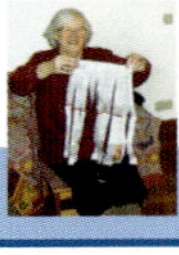

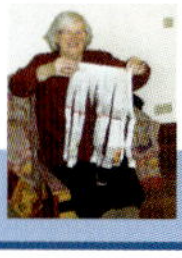
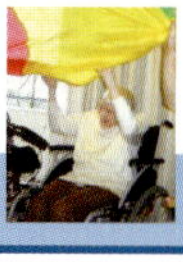
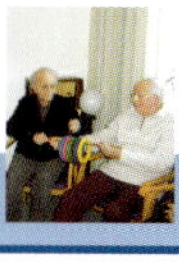

Vorbemerkung

Die Idee zu diesem Buch entstand, als ich – aus dem Seniorensport und der Psychomotorik mit Seniorinnen kommend – eine Gruppe hochbetagter Menschen übernahm. Zunächst bedeutete es eine große Umstellung, sich von bewegungsgewohnten, mobilen, körperlich und geistig regen Seniorinnen auf reine Sitzgruppen einzustellen. Der freie Raum ist hier für viele Teilnehmerinnen nicht mehr nutzbar; sie bleiben meist auf ihrem Stuhl sitzen, was die Möglichkeiten der Stundengestaltung und der Mobilität erheblich einschränkt.

Schon sehr bald jedoch merkte ich, wie viele der Ideen und Anregungen aus dem Seniorensport und der Psychomotorik aufgegriffen werden können, wenn sie leicht abgewandelt werden. Durch genaues Beobachten der Teilnehmerinnen, durch Rückfragen und viele Gespräche entstanden vielfältige, auf die Bedürfnisse der Gruppe abgestimmte Aufgaben und Übungsvorschläge. Die Teilnehmerinnen nehmen am Geschehen mit Herzlichkeit und Freude teil. Das Entscheidende ist nicht die Perfektion, mit der die Aufgaben wahrgenommen werden, sondern der jeweilige Versuch, sie zu bewältigen. Und dieser ist immer beeindruckend. Dieses Buch soll zeigen, wie abwechslungsreich und vielfältig die Arbeit in einer Aktivierungs- und Bewegungsgruppe mit Hochbetagten sein kann. Es wird viele Anregungen bieten, die Stunden vielseitig zu gestalten und Freude an der und mit der Bewegung vermitteln. Dieser Beitrag zur Erhaltung der Beweglichkeit, zur Gestaltung der alltäglichen Handlungsfähigkeit und zur Kommunikation trägt mit zur Sicherung von Lebensqualität bei.

Spiel- und Bewegungsangebote für ältere Menschen besitzen eine lange Tradition in den Turn- und Sportvereinen. Der Deutsche Turner-Bund hat schon vor einigen Jahren die Bedeutung der Bewegung für ältere Menschen erkannt und dies zu einem Schwerpunkt seiner Arbeit gemacht. In diesem Zusammenhang sind unter dem Motto „50 PLUS" eine Vielzahl von praxisorientierten Materialien entstanden und Maßnahmen u. a. zur Aus- und Weiterbildung von Übungsleitern durchgeführt worden. Für die Gruppe der Hochbetagten werden und wurden in letzter Zeit konkrete Programme und Weiterbildungsmaßnahmen erarbeitet. Letztlich ist diesem Engagement zu verdanken, dass das vorliegende Buch entstehen konnte.

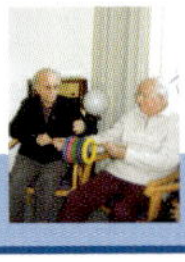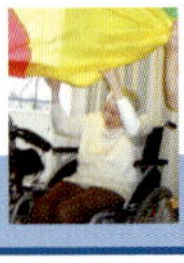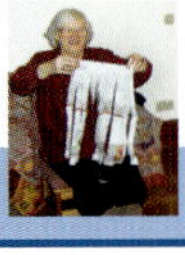

Mein Dank gilt der Bewegungsgruppe im Alten- und Pflegeheim Stauzebach, Gladenbach-Weiterhausen, wo die Verfasserin als Bewegungstherapeutin arbeitet. Die Ideen sind hier entstanden und ausprobiert worden und die Teilnehmerinnen haben sich immer konzentriert und engagiert auf alle Ideen eingelassen.

Mittlerweile erscheint zu meiner Freude dieses Buch in der 4. Auflage. Die Inhalte sind unverändert beibehalten, die Fotos neu entstanden und nun im Vierfarbdruck abgebildet. Mein Dank gilt nun auch den Bewegungsgruppen der Wohngemeinschaft für Demenzkranke in Dreihausen und dem Altenzentrum in Marburg, die mit der gleichen Freude und Aufmerksamkeit an den Stunden teilnehmen wie die Gruppe, mit der die Ideen entstanden sind.

Um den Lesefluss nicht zu unterbrechen, wird im Text einheitlich die weibliche Form verwendet. Es sind aber immer Frauen und Männer gemeint.

Dr. Marianne Eisenburger

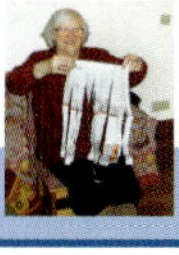
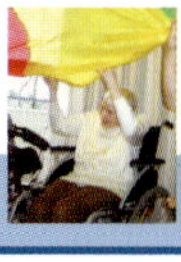
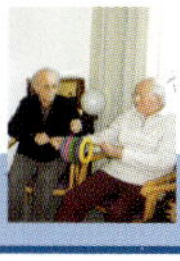

1 Einleitung

1.1 Das „vierte Lebensalter"

Im Augenblick erleben wir eine Differenzierung und Verschiebung von Altersvorstellungen und Altersleitbildern, wie sie in früheren Zeiten in diesem Maße nicht gegeben waren. Bei den jüngeren Seniorinnen kann man von einem Aufbruch sprechen, von einer Überwindung von traditionellen Altersrollen und Altersbilder. Die Lebensvorstellungen und die Lebensumstände von älteren Menschen in unserer Gesellschaft haben sich verändert, sie verfügen über Grundlagen wie keine Generation vor ihnen. Sie erwarten ein drittes Lebensalter in Sicherheit, Würde und Selbstbestimmung. Auch in Bezug auf Bewegungsangebote und Aktivierung hat sich sehr vieles verändert und insbesondere im Bereich des Seniorensports wurden vielseitige und ansprechende Angebote entwickelt. Fast jeder Sportverein hat die Zielgruppe Ältere fest mit in sein Programm aufgenommen.

Dagegen belegen neueste gerontologische Forschungsergebnisse, dass das hohe Alter keineswegs nur eine Fortsetzung des jungen Alters ist, sondern als eigenständige Phase des *vierten Lebensalters* gesehen werden kann. Das *vierte Lebensalter* zeigt Probleme auf, die neue Formen der Unterstützung brauchen. Kritische Ereignisse, die es im hohen Alter zu bewältigen gilt, sind das Absterben sozialer Bezüge, die Bedrohung selbst bestimmter Lebensführung und der drohende Verlust geistiger, körperlicher und psychischer Funktionen.

Das hohe Alter scheint das gerade abgeschüttelte Defizitbild vom Alter in erschreckender Weise wieder zu beleben. Hochbetagt sein bedeutet häufig, allein stehend zu sein, zunehmend von fremder Hilfe abhängig und von psychoorganischen Veränderungen betroffen zu werden. Es gehört schon fast zur Normalität des hohen Alters, mit körperlichen Einschränkungen, Abhängigkeiten und kognitiven Beeinträchtigungen rechnen bzw. leben zu müssen. Es verstärken sich zunehmend Zweifel, ob Abwehr und Zurückweisung negativer Behauptungen über das Alter nicht zu weit gegangen sind und geleitet sind durch unsere Neigung zum Verdrängen von Gebrechlichkeit, Leiden und Tod und getragen von der Hoffnung auf ein langes und gesundes Leben. Eine realistische Sichtweise dieser Lebensphase – und zwar der gesamten – scheint notwendig.

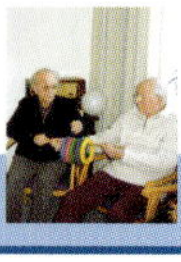
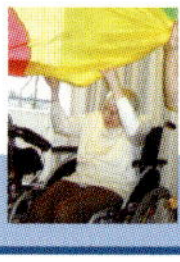
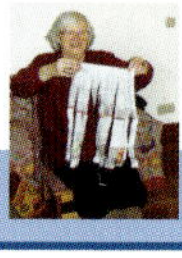

1.2 An wen wendet sich das Buch?

In diesem Buch werden Möglichkeiten aufgezeigt, wie mit Menschen, die vorrangig in diesem *vierten Lebensalter* leben, gearbeitet werden kann. Eine aktivierende Bewegungsarbeit kann fördernd, heiter und anregend sein. Es müssen Wege gefunden werden, um auch jene Bejahrten, deren Be-wegungsapparat schon gelitten hat, Behinderte in reduziertem Allgemeinzustand und andere alte Menschen in die Aktivierung und Bewegungsförderung mit einbeziehen zu können.

Zur Förderung und Aktivierung Hochbetagter haben sich besonders erlebniszentrierte Arbeitsweisen als geeigneter erwiesen als funktionell orientierte Ansätze. Sie regen insbesondere das Selbsterleben an und lassen einen individuellen, nicht sprachgebundenen Ausdruck zu. Die Menschen werden besser erreicht und auf der Grundlage von Musik und Bewegung angesprochen. Die Förderung von Bewegung und Sinneserfahrungen bedeutet, das Körpererleben zu aktivieren, das Gefühl der eigenen Identität zu festigen, soziale Beziehungen erfahrbar zu machen und alltägliche Situationen zu beherrschen.

In jeder Förderung müssen die Lernziele, die Methoden und die Inhalte auf die jeweilige Gruppe abgestimmt werden. Und so muss denn auch die Arbeit mit Hochbetagten eine andere Ausrichtung haben als die Arbeit mit jungen Alten. Man muss sich deutlich machen, was dieser alte pädagogische Leitsatz für diese Gruppe bedeutet: Hochbetagte sind häufig in ihren körperlichen und geistigen Fähigkeiten eingeschränkt (psychische und physische Beeinträchtigungen, Schwerhörigkeit, Sehschwäche usw.); der überwiegende Anteil der hochbetagten Bewohner eines Altenheims beispielsweise gehört der Gruppe der Unterschicht oder unteren Mittelschicht an, die 40 Jahre oder länger keine körperbezogenen Veranstaltungen besucht haben.

Im öffentlichen Bereich finden sich Gruppen älterer Menschen aus eigenem Antrieb zusammen, mit der Absicht, sich fit zu halten. In diesen Gruppen erfolgt eine Aktivierung problemlos und es geht eher darum, ein abwechslungsreiches Angebot bereitzustellen, das Freude macht. Zu anderen Veranstaltungen der offenen Altenarbeit (z. B. Altennachmittage kirchlicher Träger, Seniorenklubs u. Ä.) kommen die Menschen oft vor allem aus geselligen Gründen und müssen von der Wichtigkeit der Bewe-

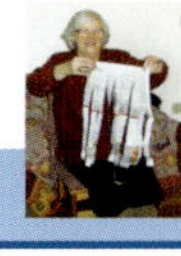

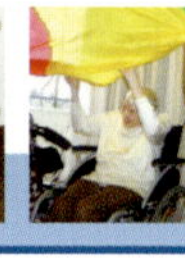

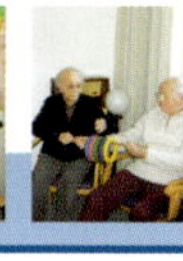

gungsangebote erst überzeugt werden (und davon, dass sie auch Spaß machen!). In den Heimen sieht die Situation sogar noch anders aus. Hier müssen meist die Betreuerinnen die Initiative ergreifen, um die alten Menschen auf die Möglichkeiten, die Notwendigkeit und den Nutzen körperlicher Betätigung gerade im Alter hinzuweisen und sie zu einer regelmäßigen Teilnahme zu bewegen.

Spätestens die verschärfte Diskussion um die Pflegeversicherung macht deutlich, dass es in der Altenhilfe nicht allein um pflegerische Leistungen und die körperliche Betreuung der Bewohnerinnen gehen kann, sondern die psychosoziale Betreuung und Begleitung der Hochbetagten ebenso von Bedeutung ist. Das Schlagwort *Lebensqualität* beinhaltet auch, dass der Alltag im Leben der Bewohnerinnen wieder mehr Akzente bekommen muss, die nicht nur im Warten auf die Mahlzeiten, Arzt- oder Friseurbesuchen bestehen. Das allseits geläufige Wort von der *Aktivierung* sollte sich auf mehrere Bereiche erstrecken. Bewegung ist als Ziel und Methode für den Personenkreis der alten Menschen beliebter Inhalt. Der Begriff Bewegung suggeriert einen hohen Anteil an Aktivierungspotenzial, sodass Bewegung als Gegenbild von Apathie sehr positiv besetzt ist. Aktivitäten sollen ältere und alte Menschen auch aus einer dem Alter scheinbar eigenen Passivität herausführen. Wer aktiv bleibt, kann besser für sich selbst sorgen und sein Leben sinnvoller gestalten. Nichtsdestotrotz muss ein selbst bestimmter Rückzug aus dem sozialen Leben im Alter respektiert werden.

Bei der Sichtung von Fachliteratur lässt sich allerdings immer wieder feststellen, dass im Bereich Aktivierung mit sehr alten Menschen oder Hochbetagten nur sehr wenig Literatur vorhanden ist. Die theoretische Beschäftigung mit diesem Lebensabschnitt beschränkt sich häufig noch auf geriatrisches Fachwissen und die Sichtung von Krankheitsbildern u. Ä. So wichtig entsprechende Kenntnisse auch sind, die psychosoziale Situation Hochbetagter wird noch recht wenig beleuchtet und Vorschläge für eine Aktivierung sind nicht sehr zahlreich. Während es für die so genannten *jungen Alten* mittlerweile eine Vielzahl von Veröffentlichungen gibt und im Bereich des Seniorensports eine Fülle von Anregungen vorliegen, ist in diesem Bereich noch wesentlich weniger zu finden.

Das Arbeiten in Gruppen mit Hochbetagten erfordert oft enormes Umdenken und Ausprobieren von dem, was möglich ist. So sind denn auch viele Erwartungen viel zu hoch gesteckt, viele Anforderungen viel zu hoch, als dass sie die Teilnehmerinnen wirklich erreichen könnten. Der uralte pädagogische Leitsatz: „Die Teilnehmerinnen da abholen, wo sie stehen", hat hier ein ganz eigenes Gewicht.

Oft wären Altenpflegerinnen wesentlich besser auf die Menschen vorbereitet, die sie hier antreffen, auch wenn sie nicht über das Fachwissen verfügen. Gerade Gymnastik- und Sportlehrerinnen, aber auch Übungsleiterinnen in einem Verein o. Ä. können sich oft nur schwer vorstellen, mit welchen Menschen sie in Berührung kommen.

Und da ist es immer wieder erfreulich und erstaunlich zu sehen, wie viel – hat man sich auf die andere Art des Lehrens und die andere Art der Lerngruppe eingelassen – dennoch möglich ist, wie viel Freude man wecken kann und mit welcher Herzlichkeit die Teilnehmerinnen reagieren.

Die Praxisangebote im vorliegenden Buch orientieren sich an sehr alten Menschen, die meisten von ihnen leiden an mehr oder weniger ausgeprägten Bewegungseinschränkungen. In die Gruppen können aber auch gehfähige Seniorinnen einbezogen werden und solche, die ganz oder zeitweise auf den Rollstuhl angewiesen sind. Neben Einschränkungen in der Bewegungsfähigkeit ist bei vielen alten Menschen auch eine verminderte Orientierungsfähigkeit zu berücksichtigen. Die hier gezeigten Vorschläge entsprechen dieser Zielgruppe und sind dementsprechend einfach und klar gehalten.

In Gruppen mit mobileren alten Menschen sind die Angebote durchaus anwendbar, allerdings notwendigerweise mit Veränderungen hinsichtlich des Schwierigkeitsgrades. Oft lassen sich die Übungen schon durch leichte Variationen so gestalten, dass sie auch leistungsfähigere alte Menschen ansprechen und fordern.

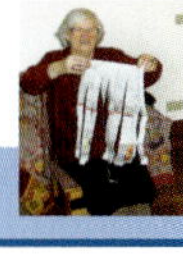
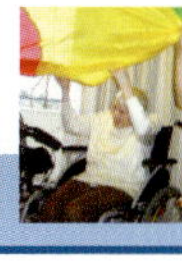
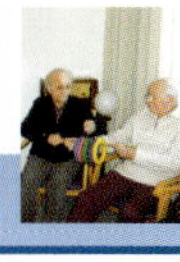

A VORÜBERLEGUNGEN

2 Die Gestaltung der Praxis

2.1 Allgemeine Vorüberlegungen

Der veränderte körperlich-organische Leistungs- und Funktionszustand und das veränderte Bewegungs- und Leistungsvermögen alter Menschen schließt Bewegungsformen wie Laufen, Hüpfen und Springen, Kraft- und Schnellkraftübungen grundsätzlich aus.

Die Schulung des Bewegungsgefühls, des Gefühls für den eigenen Körper, die Erhaltung der Funktionsfähigkeit des Körpers und die Stabilisierung der Psyche sind vordringliche Aufgaben. Die richtige Einschätzung der eigenen körperlichen Fähigkeiten und das Erkennen der Grenzen der Beweglichkeit sind die Voraussetzungen, Möglichkeiten zu ihrer Verbesserung zu lernen und kompensierende Verhaltensweisen anzunehmen.

Von der körperlichen Verfassung der Übenden hängt es ab, ob immer oder zeitweilig im Sitzen auf dem Stuhl geübt wird. Das ausschließliche Üben auf dem Stuhl bedeutet zwar eine Einschränkung der Übungsauswahl, aber der Schwerpunkt des vorliegenden Buches liegt darin, vielfältige Möglichkeiten aufzuzeigen, wie auch im Sitzen die Bewegungsangebote abwechslungsreich und freudvoll gestaltet werden können. Auch lassen sich die meisten der vorgestellten Ideen leicht für bewegliche Gruppen anpassen, sodass auch leistungsfähigere Senioren ganzheitlich gefördert werden können.

Im Unterschied zu einer krankengymnastischen Behandlung ist hier eine gezielte Behandlung von Krankheiten des Bewegungsapparats nicht möglich. Zwar werden auch hier (noch) vorhandene Funktionen erhalten und möglichst verbessert, aber in der Krankengymnastik werden auf Verordnung eines Arztes gesundheitliche Schäden durch medizinisch ausgebildete Therapeutinnen behandelt.

Die Teilnehmerinnen müssen selbst entscheiden, wann es ihnen zu viel wird, wann sie eine Pause einlegen. Die Leiterin bietet an und macht Vorschläge – die Teilnehmerinnen entscheiden, was und wie viel sie mitmachen (wobei die Leiterin immer wieder auf diese Eigenverantwortung hinweisen sollte, damit die Teilnehmerinnen sich nicht von der Gruppe anstecken lassen und zu viel machen).

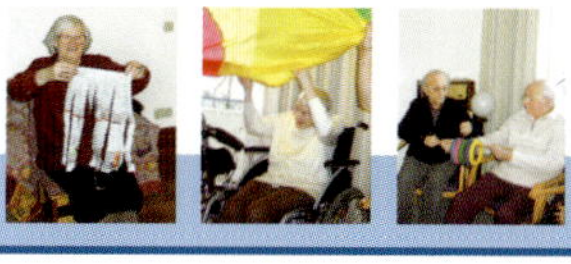

3 Organisatorische Bedingungen

3.1 Gruppengröße

Die Gruppengröße wird mit von der Zielrichtung der Aktivität bestimmt. Wenn es um individuelle Förderung und ein Eingehen auf persönliche Vorlieben und Abneigungen geht, ist es notwendig, dass die Gruppen nicht zu groß sind. Hierbei ist eine Teilnehmerinnenzahl von 6-10 Teilnehmerinnen zu empfehlen. Größere Gruppen machen es schwieriger, alle Teilnehmerinnen zu beobachten und immer wieder einzubeziehen. Auch können die Teilnehmerinnen untereinander leichter ins Gespräch kommen und sich aktiv beteiligen.

Wenn es mehr darum geht, eine nette Abwechslung von der Eintönigkeit des Tagesablaufs zu gestalten, sind auch größere Gruppen (bis 20 Teilnehmerinnen) möglich. Als Leiterin müssen Sie dann davon ausgehen (ohne das Gefühl persönlicher Kränkung), dass manche Teilnehmerinnen sich zeitweilig (oder fast ganz) aus dem Geschehen zurückziehen und unbeteiligt wirkend auf ihren Stühlen sitzen. Aber trotzdem hat ihre Anwesenheit (sofern sie mehr oder weniger freiwillig ist) für sie selbst etwas Gutes.

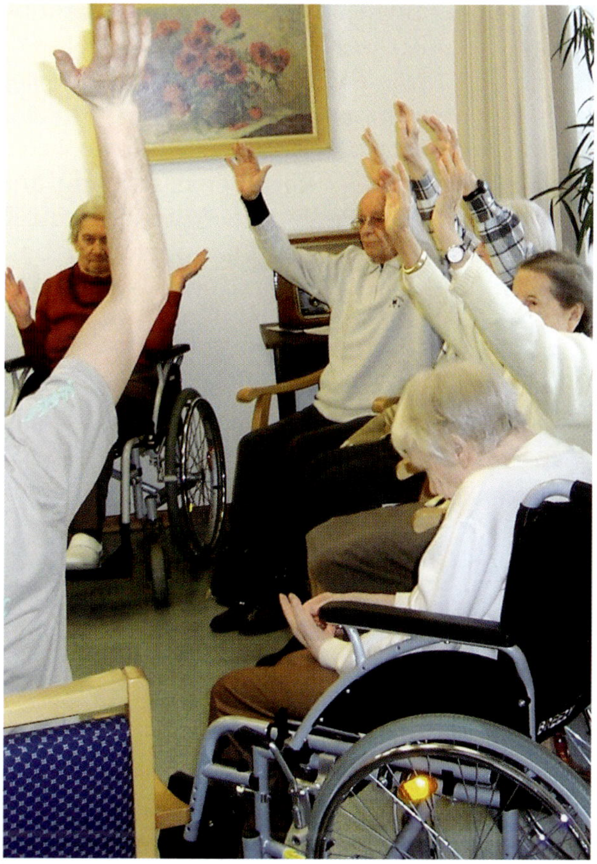

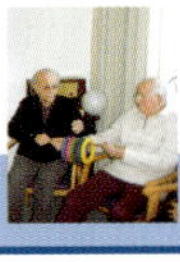
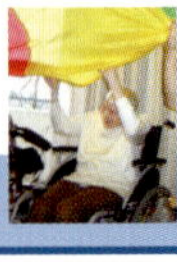
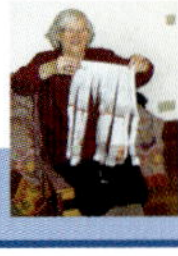

3.2 Gruppenzusammensetzung

Auch hier gibt es wieder verschiedene Möglichkeiten.

Die Teilnehmerinnen setzen sich aus den Besucherinnen (z. B.) eines Altenklubs, einer Altentagesstätte usw. zusammen. Keine, die Interesse hat, mitzumachen, sollte ausgeschlossen werden. Demnach werden die Gruppen hinsichtlich ihrer Zusammensetzung sehr heterogen sein. Menschen mit unterschiedlicher sozialer Herkunft, unterschiedlichem Bildungsniveau und unterschiedlicher körperlicher und geistiger Verfassung kommen hier zusammen. Es ist die Aufgabe der Leiterin, ein breites Angebot auszuwählen, das möglichst vielen Freude macht.

In Institutionen der Altenhilfe, in denen die Leiterin nur als Honorarkraft und nur für einzelne Stunden angestellt ist, wird es lange dauern, bis sie alle Besucherinnen und Bewohnerinnen kennt. Hier ist sie im besonderen Maße auf die Mitarbeit des Pflegeteams angewiesen, das meist schon eine gewisse Voreinteilung vorgenommen hat, indem es verschiedene Bewohnerinnen in die Gruppen bringt oder nicht. Hier empfiehlt es sich, mit dem beteiligten Pflegeteam in einem Gespräch zu klären, welche Ziele mit der Gruppenaktivierung angestrebt werden und mit ihm gemeinsam die Auswahlkriterien festzulegen. Je nach Kapazität können auch verschiedene Gruppen angeboten werden, die entweder mehr auf die Besucherinnen und Bewohnerinnen abzielen, die fit sind oder mehr die Dementen berücksichtigen.

In Alten- und Pflegeheimen, in denen die Leiterin Teil des therapeutischen Teams ist, kann sie selbst durch die Auswahl und Einladung der Teilnehmerinnen die Gruppenzusammensetzung lenken. Auch hier bestimmt wieder die inhaltliche Zielrichtung die Zusammensetzung der Gruppen mit. Mit weit gehend homogenen Gruppen lässt sich effektiver arbeiten. Die Auswahl der Übungen, die Gestaltung der Gesprächsanteile oder die Bestimmung des Tempos ist abhängig davon, wie die Teilnehmerinnen sind. Je kleiner und homogener eine Gruppe ist, desto eher entsteht so etwas wie ein *Gruppengeschehen* – die leistungsfähigeren Teilnehmerinnen sind nicht gelangweilt und unterfordert, die leistungsschwächeren nicht überfordert. Wenn diese beispielsweise die wiederholte Aufforderung und Ansprache brauchen, um mitzumachen (weil sie sonst z. B. einschlafen), kann dies in kleinen Gruppen ohne störende Unterbrechung geschehen. Wenn dagegen der soziale Aspekt

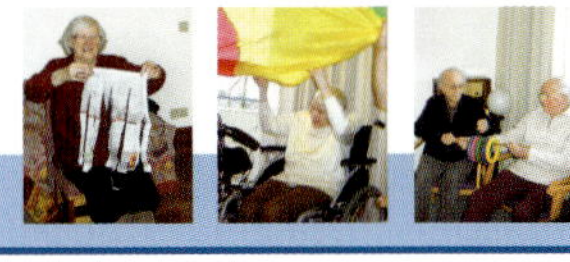

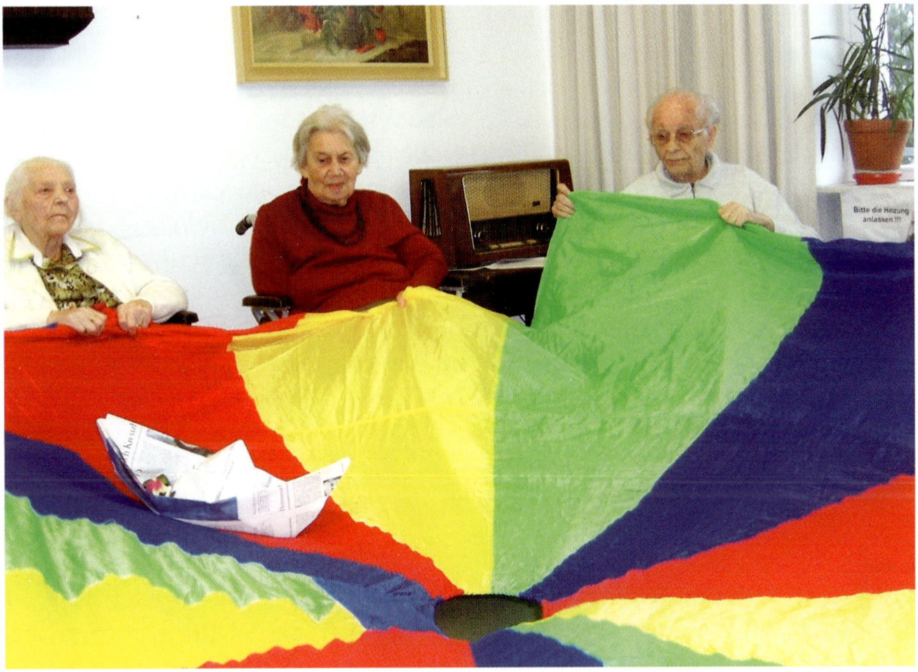

im Vordergrund steht und es darum geht, dass die Bewohnerinnen untereinander in Kontakt kommen oder die Teilnehmerinnen aus dem Gefühl der Einsamkeit heraus teilnehmen wollen, können heterogene Gruppen durchaus förderlich sein. Die gegenseitige Rücksichtnahme, gegenseitige Hilfe und Ansprache sind wertvolle (immer wieder zu thematisierende) Aspekte.

3.3 Gruppenraum

Bei der Auswahl geeigneter Räumlichkeiten hat man meist nicht viel Spielraum. Umso wichtiger ist es, darauf zu achten, dass die Gruppengröße die Raumkapazität nicht übersteigt. Wenn sich zu viele Menschen auf zu kleinem Raum befinden, entsteht leicht das Gefühl des Eingesperrtseins mit den entsprechenden Stresssymptomen. Dagegen hinterlässt ein zu großer Raum oft ein Gefühl der Leere und des Verlorenseins, sodass eine geborgene, wohlige Stimmung nicht aufkommen kann. Große Räume müssen durch die Anordnung der Stühle oder durch Raumteiler und Blumen wohnlich gestaltet werden. Im Unterschied zu

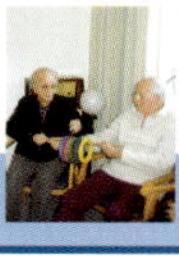
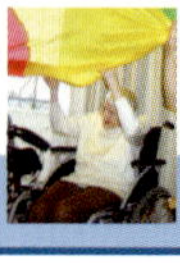
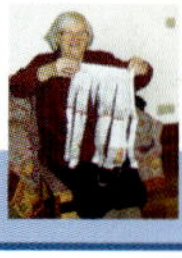

Turnhallen, die ja gerade Weite beanspruchen, sollte in unserem Fall der geborgene, wohnliche Charakter vorherrschen.

Insofern sollte jede Leiterin im Rahmen ihrer Möglichkeiten genügend Sorgfalt auf die Auswahl und die Gestaltung des Raumes lenken. Die so genannten *heimlichen Lehrpläne* – für Lehrerinnen ein vertrautes Phänomen – wirken bei der Gestaltung der Stunden im Unterbewussten mit und beeinflussen das Geschehen. Im Idealfall sollte es sich um einen abgeschlossenen Raum handeln; eine Flurecke oder ein Durchgangszimmer erweisen sich als denkbar ungeeignet, um Konzentration und Teilnahme zu wecken. Das Gefühl, beobachtet zu werden, hemmt jede Bereitschaft, sich auf etwas einzulassen.

3.4 Zeitplanung

Insgesamt sind die Aktivitäten flexibel zu handhaben. Sie müssen sowohl hinsichtlich der Anzahl der einzelnen Aufgaben und Übungsformen als auch hinsichtlich der Dauer und Intensität den Teilnehmerinnen angepasst werden. Es sollte immer genügend Zeit für Gespräche eingeplant werden; ein Hetzen von Übung zu Übung ist wenig erfreulich.

Im Durchschnitt ist die Konzentration (und Lust) der Teilnehmerinnen nach ca. einer Stunde erschöpft. Werden die Aktivitäten allerdings, beispielsweise in einem Altenheim, in andere Geschehnisse eingebunden, kann auch der gesamte Vormittag oder Nachmittag gestaltet werden.

In der Arbeit mit psychisch veränderten oder dementen Bewohnerinnen müssen die Gruppen noch kleiner sein. Wenn die Teilnehmerinnen nicht nur *dabei sein* sollen, sondern gezielte, individuelle Ansprache und auch Förderung erfahren sollen, darf die Gruppenzahl fünf Teilnehmerinnen nicht übersteigen. Die Zeitdauer der Aktivität muss reduziert sein, die Stunden sollten 45 Minuten nicht überschreiten.

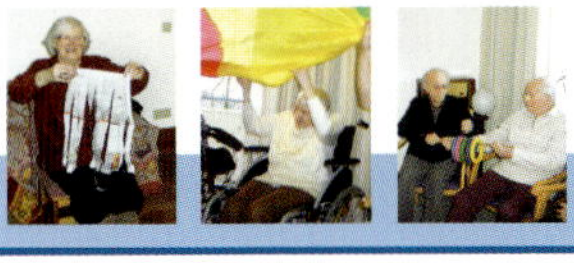

3.5 Kleidung

Die Teilnehmerinnen nehmen in ihrer normalen Straßen- oder Hauskleidung an den Veranstaltungen teil. Damit ergibt sich oft ein zunächst ungewohntes Bild für die Leiterinnen, wenn sie die Arbeit in Turnstätten gewohnt sind. Für die Art der Aktivierung und Bewegung, um die es hier geht, ist es gleichgültig, welche Kleidung die Teilnehmerinnen tragen. Wichtig ist nur, dass nichts kneift und einengt (gerade Rockbünde unter dem Pullover sind oft zu eng geworden und kneifen eigentlich, aber sie sind unter dem Pullover versteckt). Auch tragen die Teilnehmerinnen sehr unterschiedliches Schuhwerk, das Spektrum reicht von offenen Hausschuhen bis hin zu Wanderschuhen. Vor allem in Gruppen, in denen auch gestanden und gegangen wird, ist es wichtig, im Schuh einen sicheren Halt zu haben, ohne eingeengt zu sein. Die Leiterin muss darauf immer wieder hinweisen. In Altenheimen empfiehlt es sich, mit dem Pflegepersonal Rücksprache zu nehmen, damit dieses die Bewohnerinnen auch bezüglich Kleidung und Schuhwerk auf die Bewegungsstunde einstimmt.

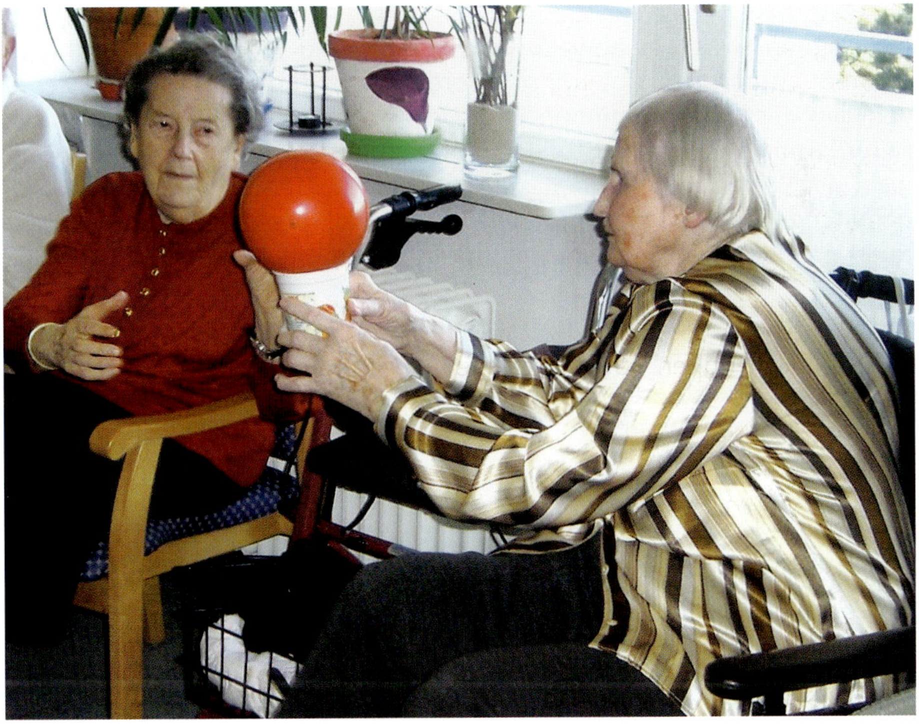

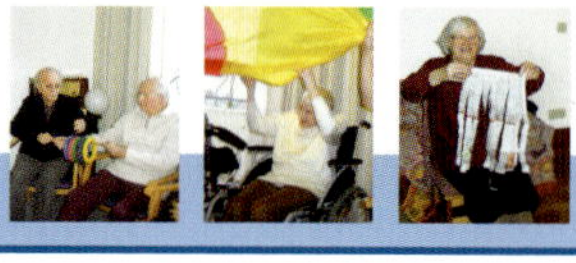

4 Gestaltung der praktischen Arbeit

4.1 Verhalten der Gruppenleiterin

Die Leiterin trägt mit ihrem Verhalten zum Gelingen einer Stunde wesentlich bei und kann die Stimmung in der Gruppe mit beeinflussen. Sie trägt eine große Verantwortung, denn die Teilnehmerinnen vertrauen der Kompetenz und dem Fachwissen der Anleiterin („Die wird schon wissen, was für uns gut ist.") – sogar oft noch mehr, als dass sie Selbstverantwortung für sich übernehmen und aufhören, wenn es für sie zu viel wird.

Eine professionelle Gruppenleitung erfordert (zumindest) für die Dauer der Stunden anteilnehmendes Verhalten und eine gleichmäßige Freundlichkeit allen Gruppenmitgliedern gegenüber. Schlecht gelaunt wirkende Leiterinnen können keine motivierende, anregende Stimmung verbreiten.

Die Leiterin stellt ein abwechslungsreiches und individuelles Stundenangebot zusammen. Unbedingt erforderlich ist dazu eine genaue Beobachtung der Teilnehmerinnen und ein Anpassen der Übungen und der Anforderungen an das Leistungsvermögen der Teilnehmerinnen. Die Auswahl der Bewegungen und das Bestimmen des Tempos muss dem Könnensstand der Gruppe entsprechen, sollen die Teilnehmerinnen weder über- noch unterfordert sein und mit Freude mitmachen.

Das genaue Beobachten der Teilnehmerinnen eröffnet der Leiterin die Möglichkeit für differenzierte Angebote, die die Schwächeren entlasten. So können schon bei der Planung Formen gesucht werden, die für bestimmte Teilnehmerinnen von vornherein gegeben werden und nicht erst dann, wenn sie etwas nicht können und das Gruppengeschehen stören.

Grundsätzlich muss eine aktivierende Bewegungsarbeit immer wieder zu Eigengestaltung und Selbstverantwortung anregen. Viele Teilnehmerinnen sind es gewöhnt, etwas vorgesetzt zu bekommen und müssen von der Leiterin immer wieder gefragt werden, welche Wünsche sie haben oder was ihnen selbst einfällt. So sollte jede Stunde immer sowohl Raum für eigene Ideen geben als auch den Anspruch darauf einfordern. Oft genug wird

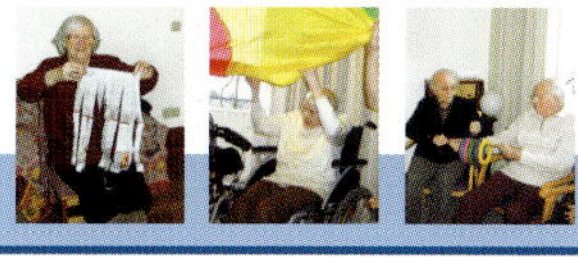

die Leiterin gegen die Bequemlichkeit der Teilnehmerinnen anzukämpfen haben. So kann beispielsweise bei einem Sitztanz gemeinsam festgelegt werden, welche Bewegungen gemacht werden. Es ist dann die Aufgabe der Leiterin, die vorgeschlagenen Bewegungen in die Tanzform einzubinden. Oder bei einer Gymnastik soll jede der Teilnehmerinnen reihum eine Übung vorschlagen, die dann die anderen nachmachen. Oder beim Austeilen von Materialien und Geräten übernimmt nicht gleich die Leiterin das Kommando: „Jetzt machen wir alle ...“, sondern es wird erst einmal zusammengetragen, was jeder einzelnen Teilnehmerin dazu einfällt.

Gute Vorbereitung ist wichtig, damit eine Stunde reibungslos und für die Leiterin stressfrei ablaufen kann. Die ausgewählten Themen und Übungsformen sind parat (im Kopf oder auf einem Zettel), damit man nicht zwischendurch in Panik verfallen muss („Oh Gott, was mache ich jetzt noch?“), die Materialien und Geräte, mit denen die Stunde gestaltet werden soll, liegen bereit, die Musik ist ausgewählt (bei Kassetten an die richtige Stelle gespult) – die Stunde kann beginnen und die Leiterin ist bereit für individuelles und motivierendes Eingehen auf die Gruppe. Individualisierendes Arbeiten erfordert aber gleichzeitig ein flexibles Verändern der geplanten Stundeninhalte, wenn die Gruppe mit dem Angebot nicht zurechtzukommen scheint. Beobachten der Teilnehmerinnen, Nachfrage oder Gespräch müssen eine Veränderung der Stunde oder von Stundenteilen immer möglich machen.

Insgesamt sollte sich jede Leiterin immer wieder vor Augen halten, dass nicht Perfektion, sondern Freude an der Bewegung ausschlaggebend sein sollte.

4.2 Biografische Orientierung

Die Teilnehmerinnen haben im Lauf ihres langen Lebens ihre ganz persönliche Biografie erlebt und große und kleine, freudige und schmerzliche Ereignisse angehäuft. Mit allen diesen Erfahrungen sitzen sie nun vor uns und es bedarf eines behutsamen Eingehens auf die Menschen und des Wissens um all diese Unterschiedlichkeiten, wenn wir eine Gruppe leiten.

Die persönlichen Vorlieben und Abneigungen, die Herkunft, die Bildung, der Musikgeschmack oder die Einstellung zu Arbeit und Entspannung sind so verschieden, wie es die Menschen sind, mit denen

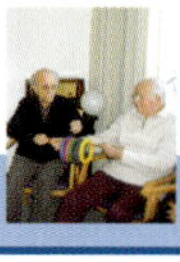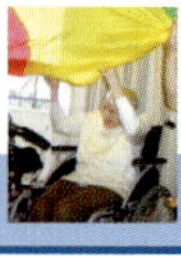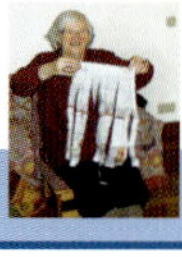

wir zu tun haben. Wir müssen genau zuhören, wenn die Menschen von ihrem Leben erzählen und die Informationen auch behalten (hilfreich ist es, direkt nach den Stunden das Wichtigste aufzuschreiben), um dann wieder Anknüpfungspunkte für die Planung der nächsten Stunden zu haben. In den Stunden müssen immer wieder Verbindungen zum früheren Leben geknüpft und Fragen danach gestellt werden und so werden für uns aus Teilnehmerinnen einer Bewegungsstunde allmählich Menschen mit individueller Lebensgeschichte. Auch die Teilnehmerinnen untereinander erfahren so oft viel mehr über die anderen, als es normalerweise der Fall ist.

4.3 Gesprächsanteile

Die Gesprächsanteile sind in diesen Stunden der Aktivierung und Bewegung nicht zu unterschätzen. Ihnen sollte ein genügend großer Raum in der Zeitplanung gegeben werden. Viele alte Menschen sind im Laufe der Zeit verstummt und müssen immer wieder direkt angesprochen und an den Gesprächen beteiligt werden. Manche sind von einem starken Mitteilungsbedürfnis erfüllt und müssen geschickt dazu gebracht werden, dass auch andere zu Wort kommen und jede sich einbringen kann. Die Teilnehmerinnen einer Gruppe lernen sich besser kennen, es entsteht allmählich ein Gruppengefühl, aber Zuhören muss häufig erst noch geübt werden.

4.4 Geräte und Materialien

Der Einsatz von Geräten und Materialien bietet erstaunliche Veränderungsmöglichkeiten und sorgt für abwechslungsreiche Angebote. Dabei haben wir die Möglichkeit, zum einen gewohnte Handgeräte aus dem Bereich des Seniorensports anzuwenden und zum anderen Alltagsgeräte mit einzubeziehen.

Geeignete Handgeräte

- Bälle (Schaumstoffbälle verschiedener Größe, Gymnastikbälle, Wasserbälle, Tennisbälle, Plastikbälle verschiedener Größe, Luftballons u. Ä.).
- Tücher (Baumwolltücher, Jongliertücher u. Ä.).

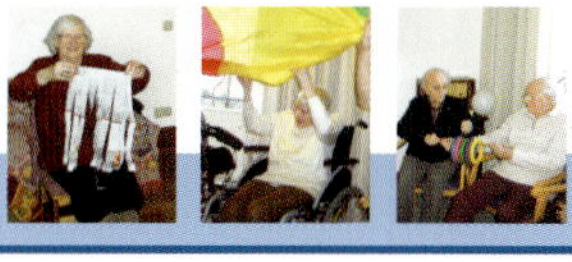

- Sandsäckchen (verschiedenes Gewicht, je nach Füllung und Größe: Sand, Kirschkerne, getrocknete Erbsen, u. Ä.).
- Tennisringe
- Doppelklöppel
- Stäbe
- Reifen
- Schwungtücher
- Gymnastikseile
- Elastische Bänder (Therabänder)
- Zauberschnur.

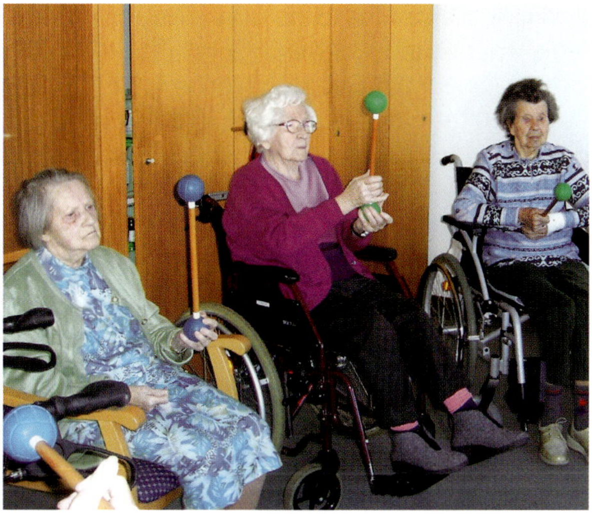

Grundsätzlich können die meisten Alltagsmaterialien entsprechend den Handgeräten zur Unterstützung der Bewegung, zur Abwechslung und zur Rhythmisierung eingesetzt werden. Darüber hinaus wird eine Auswahl geeigneter Alltagsmaterialien zusammen mit geeigneten Spiel- und Übungsmöglichkeiten in dem entsprechenden Kapitel vorgestellt.

4.5 Musik

Dem Einsatz von Musik und der Auswahl und Zusammenstellung geeigneter Musikstücke kommt bei der Gestaltung der Stunden eine wichtige Rolle zu. Er wird ausführlich im Kapitel B. 2 „Rhythmus und Tanz" behandelt.

4.6 Stundenaufbau

Der Aufbau der Stunden folgt im Wesentlichen den Aufbauprinzipien anderer Aktivierungs- und Bewegungsstunden.

Einstimmung

Die Teilnehmerinnen kommen aus ihren individuellen Lebensbezügen und treffen sich nun zur Bewegungsstunde. Ein persönliches Begrüßen und eine Gesprächsrunde über die individuelle Verfassung müssen am Anfang jeder Stunde stehen.

Dann erfolgt eine körperliche und seelische Einstimmung auf die nachfolgenden Bewegungsinhalte, wobei sich Folgendes bewährt hat:

- Wir beginnen mit einem behutsamen Einstieg:
- Dehnen und strecken zu einer ruhigen Musik.
- Sich selbst wachklopfen am ganzen Körper (Gesicht und Nacken nicht vergessen).
- Selbstausstreichungen (sprachlich begleiten).

Es folgt eine bewegungsintensivere und kreislaufanregende Folge mit einer entsprechenden Musik wie:

- Marschieren auf der Stelle
- Stampfen
- Klatschen
- Koordination mit verschiedenen Armbewegungen (Boxen, Wollewickeln usw.).

Hauptphase

Hier beginnen wir mit dem eigentlichen Thema der Stunde und auch hier gilt: „Weniger ist mehr!“ Sie sollten sich nicht zu viele Schwerpunkte für eine Stunde vornehmen und die entsprechenden Aufgaben aussuchen. Nächste Woche ist auch noch eine Stunde!

Die Stunden lassen sich abwechslungsreich gestalten, wenn beispielsweise in der einen Woche mehr gespielt wird, in der anderen mehr Gedächtnistraining und in der dritten Woche mehr Sinnesschulung im Vordergrund steht. Für die Teilnehmerinnen ist es wichtig, dass die Übungen und Aufgaben sinnvoll ausgesucht und nicht willkürlich aneinander gereiht erscheinen. Eine Begründung für die getroffene Auswahl macht den Stundenaufbau transparenter. Eine präzise Erklärung der einzelnen Aufgaben erleichtert die Durchführung. Es gehört Fingerspitzengefühl und Erfahrung dazu, das richtige Maß zwischen zu wenig und zu viel, zwischen Langeweile und Hektik zu finden. Und dieses Maß sollte in jeder Stunde angestrebt werden.

In allen Stunden, in denen Geräte oder Materialien zum Einsatz kommen, muss genügend Aufmerksamkeit gelenkt sein auf das, was weiter unten als Appellcharakter und Struktur der Dinge bezeichnet wird.

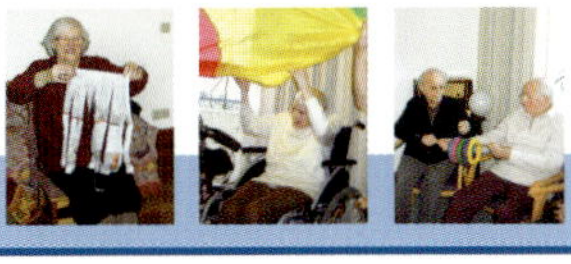

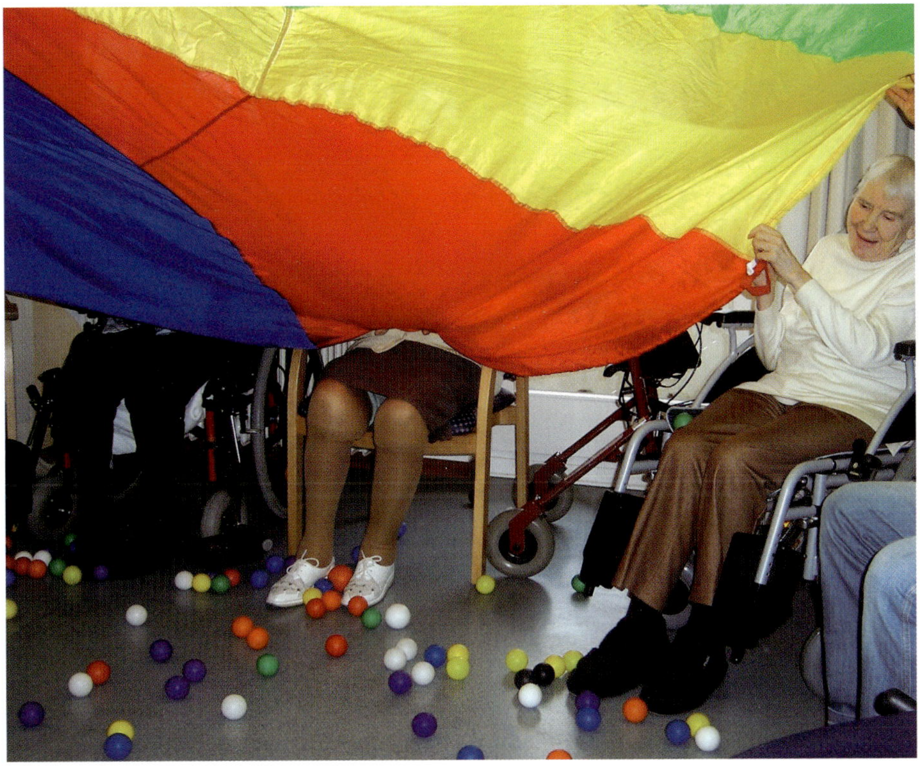

Ausklang

Die Teilnehmerinnen müssen darauf eingestimmt werden, dass sie nun diese gemeinsame Stunde beenden und in ihre jeweiligen persönlichen Lebensbezüge zurückkehren. Die erlebte Anregung und Aktivierung kann vielleicht mit in den Alltag genommen werden.

Möglichkeiten sind z. B.:

- Einfache Tanzformen
- Einfaches Abschlussspiel
- Entspannung
- Gemeinsames Lied.

Insgesamt sollten die Teilnehmerinnen die Stunde mit einem Lächeln verlassen können und angeregt und bewegt und mit dem Gefühl, eine angenehme Stunde erlebt zu haben, in die nächste Stunde wiederkommen.

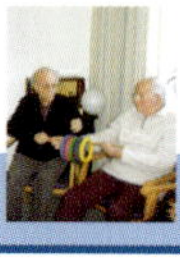
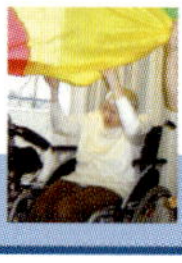
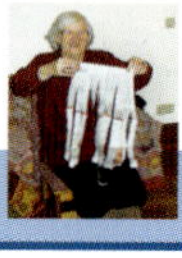

5 „Appellcharakter" und „Struktur der Dinge"

5.1 Der Appellcharakter

Jedes Ding, jeder Gegenstand hat einen eigenen Charakter, er sendet – meist auf unbewusster Ebene – eine Aufforderung, mit ihm umzugehen. Und zwar auf eine spezielle Weise, die wahr- und aufgenommen wird, die ihm eigen ist und zu entsprechenden Hantierungen anregt.

Verteilen wir beispielsweise Tücher, werden die Teilnehmerinnen diese – je nach persönlicher Vorliebe und Möglichkeit – knäulen, zusammenlegen, glätten, sie um die Schulter legen, sie um den Kopf binden und Ähnliches mehr. Verteilen wir dagegen Stäbe, werden die Teilnehmerinnen Formen des Festhaltens, des Auf-die-Erde-Stampfens oder auch des spielerischen Kampfes gegeneinander auswählen. Verteilen wir Einmachringe aus Gummi, werden Bewegungsformen des Ziehens das Bild beherrschen. Die Materialeigenschaften bestimmen jeweils mit, wie mit den Gegenständen umgegangen wird.

Auch demente oder desorientierte Menschen, die einen Gegenstand in die Hände gelegt bekommen, fangen meist irgendwann an, diesen Gegenstand zu bewegen – und damit auch ihre eigenen Hände und Finger. Als Leiterin treffen Sie die Auswahl der Gegenstände im Wissen um diesen Appellcharakter der Dinge und im Hinblick darauf, dass verschiedene Materialien und Gegenstände zu unterschiedlichem Gebrauch anregen. So werden in einer Stunde beispielsweise Steine verwendet, in der nächsten dagegen Chiffontücher, in noch einer anderen Sandsäckchen.

Ein Teil menschlichen Erkenntnisvermögens ist das sensomotorische Handeln, der konkrete, sinnliche Umgang mit den Gegenständen. Erst wenn man einen Gegenstand anfasst, ihn in die Hand nimmt, kann man fühlen, wie er sich anfasst oder wie schwer er ist und erst wenn man an ihm riecht, hat man eine Vorstellung von seinem Geruch. Kinder kommen durch Greifen, also durch Anfassen, Drehen, Heben, Schmecken zum Begreifen der Welt – und diese Erkenntnisform bleibt dem Menschen ein

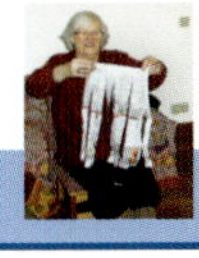

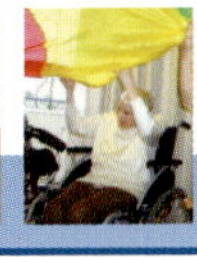

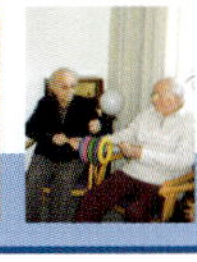

Leben lang erhalten. Auch wenn logisches, abstraktes Denken längst nicht mehr möglich ist und praktisches Denken nur noch in Teilbereichen vorhanden ist, sind konkrete Handlungen immer noch möglich. Und das, was mit den Dingen gemacht wird, ist eben nicht ganz zufällig, sondern auch von den Materialien eben dieser Dinge abhängig.

5.2 Die äußere und die innere Struktur

Äußere Struktur

Alle Gegenstände haben eine *äußere* und eine *innere* Struktur. Die äußere Struktur bezieht sich auf die Gesetzmäßigkeiten der physikalischen Welt:

- Wie ist die Oberfläche beschaffen?
- Welche Form hat der Gegenstand?
- Welche Farbe?
- Welches Gewicht?
- Welche Konsistenz (Beschaffenheit)?
- Welchen Geruch?
- Welche Temperatur?
- Welchen Geschmack?

Unsere Sinnesorgane nehmen diese Werte wahr und helfen uns, die Welt zu strukturieren. Die Augen sehen die Farbe, die Hände fühlen Oberfläche, Temperatur und Form, Hände und Arme geben uns Informationen über das Gewicht, die Nase über den Geruch und der Mund über den Geschmack. Wir sind auf diese Informationen angewiesen. Wenn die Sinnesorgane in ihrer Leistungsfähigkeit nachgelassen haben und die Meldungen unvollständig oder gar nicht mehr kommen, können wir aus der Erinnerung noch manches ergänzen (wir wissen noch, wie sich das Seidentuch angefühlt hat, auch wenn die Tastkörperchen der Finger längst nicht mehr so gut arbeiten wie früher), nur die Bilder verblassen mehr und mehr und werden zu schemenhaften Erinnerungen.

Aber auch hier gilt das biologische Funktionsprinzip, nach dem Funktionen, die nicht gebraucht werden, verkümmern: Nasen, die wenig Anreiz

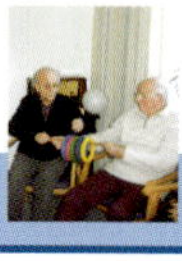
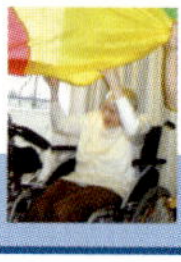
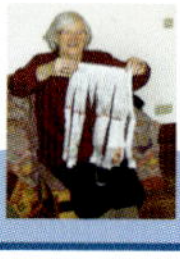

haben zu riechen, verlieren schneller ihre Geruchsfähigkeit; Hände, die nicht mehr fühlen, verlieren schneller ihre Fähigkeit zu tasten. Darum ist es von so großer Wichtigkeit, dass wir in unseren Bewegungsstunden Raum geben und einplanen (und dazu immer wieder auffordern), dass die Teilnehmerinnen materiale Erfahrungen machen, dass sie bewusst wahrnehmen, was sowieso unbemerkt an Informationen an das Gehirn gegeben wird. Die Hände melden ihre Informationen über Form, Gewicht, Temperatur sowieso an das Gehirn, aber meist unterhalb der Bewusstseinsgrenze und es ist an uns, durch Bewusstmachung fördernd Einfluss zu nehmen.

Alleine Bewusstmachung und damit differenziertere Wahrnehmung beinhaltet schon eine ganze Menge an Fördermöglichkeiten. Sie müssen also bei jedem (neuen) Gegenstand Raum geben für die Fragen, die obiger Struktur nachgehen. Sie können sicher sein, – auch wenn längst nicht alle Teilnehmerinnen die Fragen laut beantworten – so wird doch die Aufmerksamkeit in die gewünschte Bahn gelenkt.

Bei dementen Bewohnerinnen, die sich sprachlich nicht mehr äußern, müssen Sie genügend Zeit lassen, bis die Frage durchsickert. Beispielsweise wiederholen Sie die Frage nach der Form mehrmals und kleiden sie in verschiedene Formen wie: „Welche Form hat der Gegenstand? Fühlen Sie mit allen Fingern die Form? Streichen Sie über die Ecken."

Innere Struktur

Jeder Gegenstand besitzt auch eine *innere* Struktur: Zum einen ist jeder Gegenstand (außer Naturmaterialien) von Menschen zu einem bestimmten Zweck hergestellt worden: die Klobürste zum Säubern der Toilette, der Kamm zum Kämmen der Haare, der Ball zum Spielen. Wir haben alle im Laufe des Lebens gelernt, was wofür bestimmt ist und verwenden normalerweise die Dinge zu dem Zweck, zu dem sie vorgesehen sind. Bei zunehmend desorientierten und bei dementen Menschen ist zu beobachten, dass sie den Zweck, für den die Gegenstände hergestellt wurden, mehr und mehr vergessen und die Dinge so verwenden, wie sie sie gerade brauchen. Zum Beispiel den Kamm zum Essen („Kartoffeln schöpfen") oder die Schuhbürste zum Säubern der Tischplatte. Und zum anderen ist jeder Gegenstand, jedes Material,

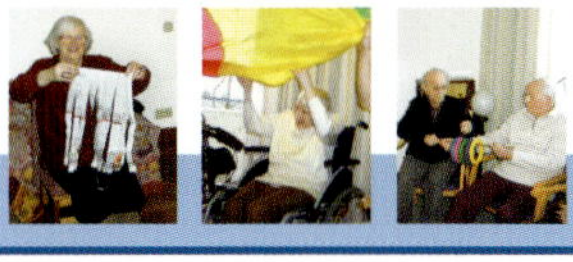

auch noch zu etwas anderem zu gebrauchen als nur dazu, wofür er hergestellt wurde. Und diese Möglichkeiten zu finden und auszuprobieren, sie einfach zu machen, ist in den Bewegungsstunden möglich. Die Frage: „Was kann man noch damit machen?", ist die Aufforderung, sich selbst etwas auszudenken, was letztlich aus dem Material selbst entwachsen ist. Sie stellen beispielsweise die Frage: „Frau S., was würden Sie mit dem Löffel machen?", und greifen ihre Idee auf. „Frau S. hatte die Idee, mit dem Löffel zu klopfen – das machen wir jetzt alle einmal!" Und dann führen alle Teilnehmerinnen einige Male die Bewegung aus. „Und Sie, Frau W., welche Idee haben Sie?", usw. Lassen Sie sich nicht entmutigen, wenn nicht sofort eine Reaktion erfolgt. Unter Umständen müssen Sie die Frage enger stellen und mehrmals nachfragen, bis die Teilnehmerin eine eigene Idee entwickelt hat. Vielleicht ist diese freie Art der Bewegungsarbeit auch noch für die Teilnehmerinnen neu und ungewohnt und braucht noch einige Zeit der Gewöhnung. Aber erfahrungsgemäß sind in jeder Gruppe einige Teilnehmerinnen, die sich schnell auf dieses offene Arbeiten einlassen und deren Ideen man zuerst aufgreifen kann.

Und zum Dritten erweckt jeder Gegenstand (auch unbewusste) Gefühle und Assoziationen („Das ist mir angenehm, unangenehm, neutral."), die mit beeinflussen, was geschieht. Mit einem Schaumstoffball zu spielen, ist nicht besonders anregend, wenn man keinen Schaumstoff anfassen mag, mit einem angewärmten Kirschkernsäckchen arbeiten, ist bei kaltem Wetter draußen anders als an einem heißen Sommertag. Jeder Umgang mit Dingen weckt (auch unbewusste) Erinnerungen („Das hab ich schon mal gemacht, da war es eher unangenehm." oder: „Das hab ich noch nie gemacht, aber es ist so ähnlich wie ...").

Sie können damit schon in der Auswahl der Gegenstände bestimmte Weichen legen für das, was wahrscheinlich geschehen wird. Und welche Themen sich besser mit welchen Materialien umsetzen lassen, bedarf eben dieses Wissens um den *Appellcharakter* der Materialien und der subjektiven *inneren* Struktur der Gegenstände.

Grundsätzlich kann und sollte mit jedem Material und jedem Gegenstand in dieser Weise gearbeitet werden und das Wissen um Appellcharakter und Struktur der Dinge in die Aktivierungs- und Bewegungsstunden einfließen.

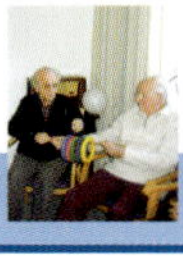
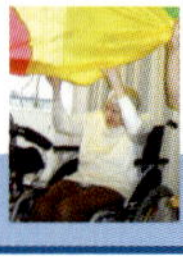
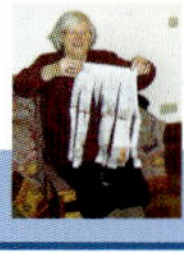

B PRAXISTHEMEN

1 Schulung der Sinne

Die Sinnesorgane liefern dem Menschen die Informationen über die Umwelt. Sie stellen die Verbindung her zwischen mir und der Welt. Die Nahsinne (Tasten, Riechen, Schmecken) geben Informationen über die nahe Umgebung, die Fernsinne (Sehen und Hören) über die weite Umwelt.

Welche Möglichkeiten haben wir nun für eine Förderung, wenn die Leistungen der Außenantennen nachlassen, wenn die Informationen über die Umwelt unklarer werden, schwächer und ungenauer, die Ängste aber zunehmen? „Wenn die Augen nicht mehr so scharf sehen wie früher, lauert an der Ecke nicht eine Gefahr?" – „Wenn die Ohren nicht mehr so gut hören wie früher, wird da nicht gerade über mich geredet?" – „Wenn schon die Zunge nicht mehr so gut schmeckt wie früher, was bekomme ich denn hier zu essen?" – Fragen, Unsicherheiten, Zweifel, Ängste: Die nachlassende Leistungsfähigkeit der Sinnesorgane birgt viele Unwägbarkeiten, führt zu mancher Unsicherheit, ja sogar Verwirrtheit. Der Bezug zur Realität wird immer schwieriger und damit auch der Bezug zu sich selbst: „Kann man seinen Gefühlen noch trauen, wenn diese nur noch unvollständig wiedergeben, was um einen herum geschieht?" – „Wie kann ich mich wohl fühlen, wenn ich mich in meiner Umgebung nicht mehr wohl fühle, weil ich sie nicht mehr fühle?"

Aber auch hier gilt das biologische Gesetz der Anpassung, nach dem Funktionen, die nicht gebraucht werden, verkümmern, dagegen Funktionen, die entsprechend ihrer Ausrichtung gebraucht werden, (länger) erhalten bleiben. Das Nachlassen der Leistungsfähigkeit der Sinnesorgane im Alterungsprozess lässt sich verzögern oder abmildern, wenn wir entsprechende Übungen anbieten.

Ein durchpassierter Kartoffel-, Gemüse- oder Fleischbrei mag zwar den nachlassenden Kaufähigkeiten entgegenkommen, bietet aber Gaumen und Zunge, den Geschmacksnerven, wenig Anregung. Ein (überwiegender) Blick auf die weiße Zimmerdecke oder ein (überwiegender)

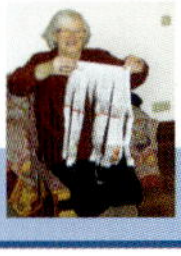
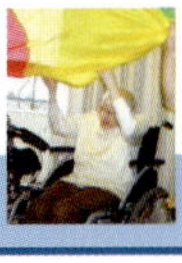
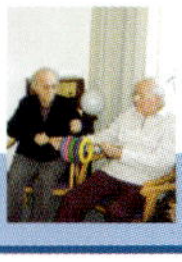

Blick auf die weiße Zimmerwand bietet dem Auge wenig Abwechslung, ein immer gleicher Geruch im Zimmer reizt die Geruchsnerven nicht mehr oder ein ständiges Radiogedudel wird bald überhört: Ein Reiz, der sich nicht verändert, wird nicht mehr wahrgenommen (Habituation) – und nur durch ständige Veränderung erfolgt eine sensorische Stimulation. Und diese Stimulation ist notwendig, um – wie der Name schon sagt – die Sinnesorgane zu stimulieren, sie in Übung zu halten, damit sie nicht vorzeitig verkümmern.

1.1 Visuelle Anregung: Sehen

Beim Menschen ist der visuelle Sinn am stärksten ausgeprägt. Blickkontrolle begleitet und führt unsere Handlungen ein Leben lang. Der Gleichgewichtssinn beispielsweise ist eng mit der visuellen Kontrolle verbunden (so kann man auf einem Bein einigermaßen stehen, wenn aber die Augen geschlossen werden, wird das Gleichgewicht sehr schnell recht wackelig).

Fernrohr

Material: Pro Teilnehmerin ein Blatt Papier.

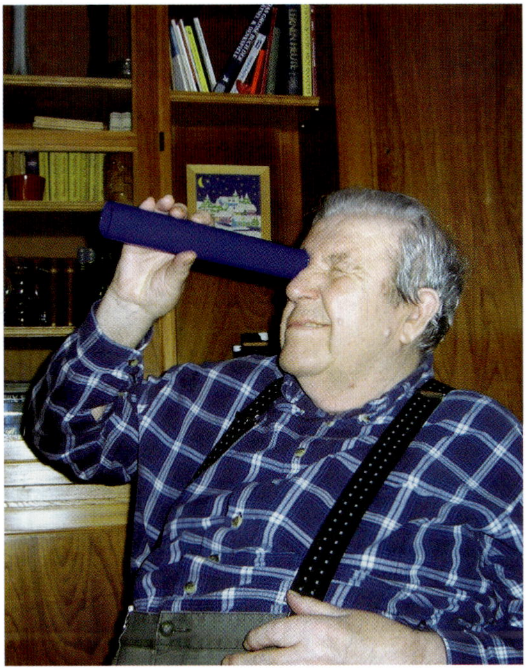

Jede Teilnehmerin formt aus ihrem Blatt Papier ein Fernrohr (u. U. mit Hilfestellung) und betrachtet durch dieses Rohr den Ausschnitt, der sich bietet: an der Wand, an der Decke, auf dem Boden, die anderen Teilnehmerinnen. Was hat sich verändert? Sehen rechtes und linkes Auge gleich viel? Vergleichen Sie den Blick aus dem Fenster mit und ohne Fernrohr. Hat sich etwas verändert? Ist es insgesamt zu weit, um scharf zu sehen?

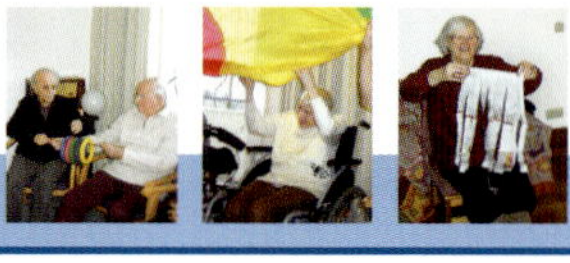

Signal erkennen

Material: Ein rotes, ein grünes, ein gelbes Tuch, eventuell flotte Musik (z. B. Marschmusik).

Den verschiedenen Farben werden verschiedene Bewegungen zugeordnet. Je nach Gruppe werden die Bewegungen gemeinsam festgelegt oder die Leiterin gibt die Bewegung vor. Sie heben abwechselnd ein Tuch hoch und die Gruppe führt die entsprechende Bewegung aus. Nach einer Weile heben Sie zwischendurch zwei, dann drei Tücher gleichzeitig hoch.

Beispiel:

Rot:	Marschieren auf der Stelle.
Grün:	Mit dem Kopf nicken.
Gelb:	Arme angewinkelt umeinander drehen.

Zuordnen

Material: Verschiedene Gegenstände von je gleicher Farbe (z. B. rot: Tennisring, Moosgummiball, Tuch, Plastikschüsselchen, Topfkratzer, Chiffontuch usw.); je nach Gruppe können verschieden viele Farben verwendet werden. Die Gegenstände sind in einem großen Plastikmüllsack versteckt.

Sie zeigen einen Gegenstand und legen ihn in der Mitte des Kreises auf den Boden. Dann nehmen Sie den nächsten Gegenstand aus dem Sack und zeigen ihn der Gruppe. Ist er von der gleichen Farbe, wird er zu dem schon liegenden Teil getan, ist er von einer anderen Farbe, wird ein neuer Stapel angefangen. Nacheinander werden die Gegenstände entsprechend ihrer Farbe zugeordnet.

Variationen:

Die Gegenstände bestehen aus unterschiedlichen Materialien, die entsprechend ihrer Materialeigenschaft zugeordnet werden:

- Naturmaterialien: Zweige, Blätter, Steine usw.
- Plastik: Eimer, Absperrungsband, Löffel usw.
- Papier: Zeichenblatt, Serviette, Taschentuch usw.

Wenn alles zugeordnet ist, wird mit den Händen überprüft, ob alles richtig ist und wie sich die Materialien anfühlen (taktile Wahrnehmung).

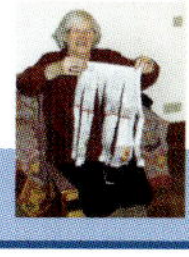
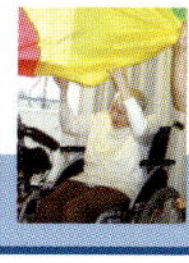
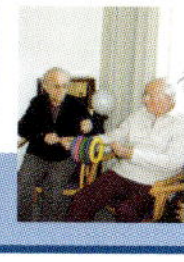

Sehen und merken

Material: Verschiedene große Gegenstände, ein Tuch.

Die Gegenstände liegen auf dem Boden in der Mitte des Kreises unter einem Tuch. Das Tuch wird weggezogen und die Teilnehmerinnen betrachten die Gegenstände genau. Dann wird das Tuch wieder über die Gegenstände gelegt.

Verschiedene Fragen sind möglich:
- Welche Gegenstände sind unter dem Tuch?
- Wie viele Gegenstände sind unter dem Tuch?
- Wie viele verschiedene Farben?
- Sind Gegenstände von gleicher Farbe darunter?

Sie können mit der Auswahl der Gegenstände Einfluss auf den Spielverlauf nehmen. So können Sie sich für Gegenstände ähnlicher Größe (Besen, Eimer, Wasserball u. Ä.), Gegenstände einer Gegenstandsfamilie (Werkzeuge: Hammer, Zange, Schraubenzieher u. Ä.) oder verschieden große Gegenstände (Wollknäuel, Zahnbürste, Eimer u. Ä.) entscheiden. Je mehr Gegenstände zu raten sind, desto schwieriger ist es, sich diese zu merken.

Was fehlt?

Material: Verschiedene Gegenstände, ein Tuch.

Die Gegenstände liegen unter dem Tuch. Sie nehmen das Tuch weg und die Teilnehmerinnen prägen sich ein, was dort liegt. Das Tuch wird darüber gelegt und ein Gegenstand verdeckt entfernt. Dann wird das Tuch wieder weggezogen: Was fehlt?

Variationen:
- Die Gegenstände bleiben alle da, aber die Form, wie sie am Boden liegen, wird unter dem Tuch verändert. Danach wird das Tuch wieder entfernt: Wo lag der Tennisring vorhin? Wo der Ball?
- Die Anzahl der Gegenstände wird verändert (je mehr Gegenstände, desto schwerer wird die Aufgabe; je nach Gruppe sind 3-4 Teile ausreichend).

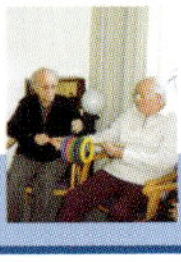
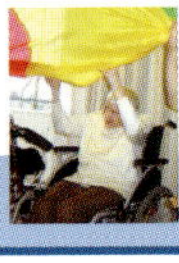
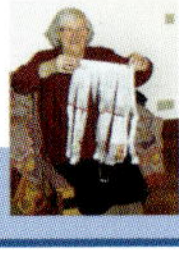

1.2 Akustische Anregung: Hören

Wir sind einer ständigen Geräuschkulisse ausgesetzt. Die Fähigkeit, einzelne Geräusche und Töne zu unterscheiden, ist oft genauso verkümmert wie die Fähigkeit des Richtungshörens oder des Hörens leiser Töne. Wir haben vielfältige Möglichkeiten, den Hörsinn zu schulen.

„Was hören Sie?"

Die Teilnehmerinnen sitzen bequem und sicher auf ihren Stühlen und schließen die Augen. „Was hören Sie?" Reihum berichten alle Teilnehmerinnen (z. T. nach persönlicher Nachfrage), was sie gehört haben.

Geräusche erkennen

Die Teilnehmerinnen schließen die Augen. Sie machen verschiedene Geräusche, die Teilnehmerinnen versuchen zu erraten, um welches Geräusch es sich handelt.

(Können die Teilnehmerinnen die Augen nicht schließen, machen Sie die Geräusche verdeckt hinter einem Tuch. Der optische Kontrollsinn muss ausgeschaltet sein.)

Ideen für Geräusche
Alltagsgeräusche:

- Papier knüllen
- Mit Zeitungsseiten rascheln
- Einen Wecker klingeln lassen
- Mit einer Plastiktüte knittern
- Erbsen in eine Plastikschüssel schütten
- Mit einem Schlüsselbund klappern, usw.

Instrumente:

- (Rumba-) Rasseln
- Rasselbüchsen
- Schellenbänder
- Tambourin
- Gitarrenseiten
- Flöten, u. Ä.

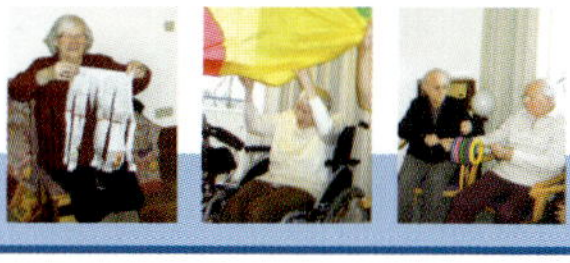

Gefüllte Streichholzschachteln mit:

- Reiskörnern
- Kaffeebohnen
- Heftzwecken
- Kleinen Nägeln
- Zucker
- Tee, usw.

Lieder raten

Material: Pro Teilnehmer 2 (beklebte) Papprollen von Küchenpapierrollen.

Die Leiterin summt ein bekanntes Volkslied, die Teilnehmerinnen schlagen den Rhythmus mit.

Topfmusik

Material: Verschiedene Töpfe und Gefäße, Einmachgläser, Trinkbecher u. Ä., verschiedene Löffel (Kochlöffel aus Holz und Plastik, Vorleglöffel, Teelöffel).

Die Gefäße werden in der Mitte des Sitzkreises gut sichtbar aufgebaut. Die Spielleiterin schlägt mit den unterschiedlichen Löffeln nacheinander gegen die Gefäße. Die Teilnehmerinnen hören die Unterschiede.

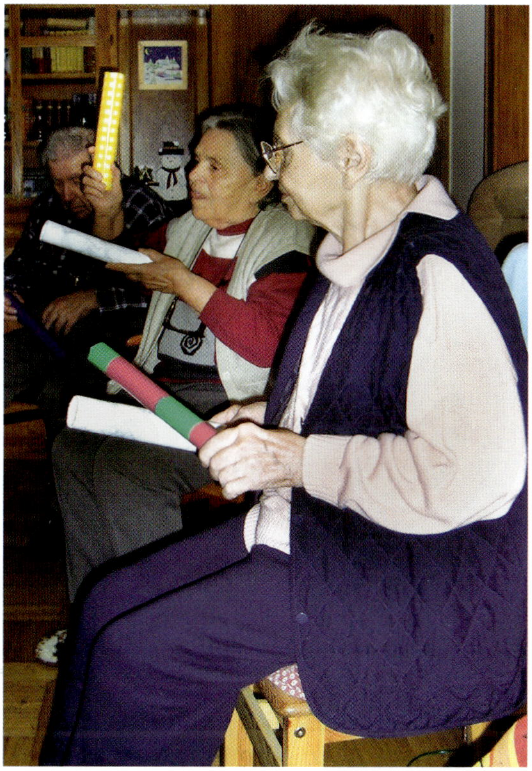

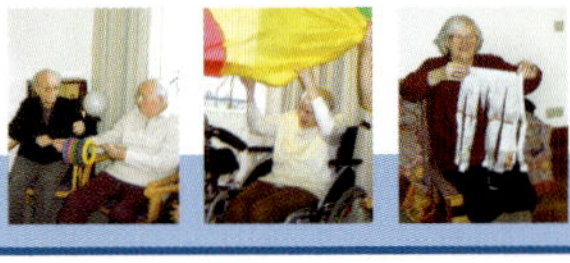

Variationen:
- Nachdem alle Gefäße vorgestellt sind, schließen die Teilnehmerinnen die Augen. Die Spielleiterin schlägt gegen eines der Gefäße und die Teilnehmerinnen versuchen zu erraten, welches es war.
- Die Teilnehmerinnen nehmen selbst die verschiedenen Löffel in die Hand und probieren die unterschiedlichen Geräusche aus (damit sich die Teilnehmerinnen nicht zu sehr bücken müssen, die Gefäße auf Stühlen aufbauen; Mitspielerinnen im Rollstuhl an die aufgestellten Gefäße heranfahren).
- Gleich große Gläser (z. B. Marmeladengläser, die aber unterschiedlich hoch mit Wasser gefüllt sind).

Luftballonkonzert

Material: Pro Teilnehmerin ein aufgeblasener Luftballon.

Welche Geräusche kann man mit dem Luftballon erzeugen (z. B. mit einer Hand festhalten, mit der anderen darüber streichen, darüber quietschen, mit den Fingerkuppen trommeln usw.)?

Geräuschechor

Material: Pro Teilnehmerin ein Gegenstand, der Geräusche erzeugt (z. B. Rasselbüchse, Nägel in einer leeren Getränkedose, Steichholzschachtel mit Maiskörnern, Kochlöffel u. Ä.).

Gemeinsam wird ein Geräuschechor erzeugt:
- ganz laut
- ganz leise
- in einem bestimmten Rhythmus.

Geräusche raten

Material: Geräuschkassette aus dem Handel, Kassettenrekorder.

Sie verwenden eine fertige Geräuschkassette (z. B. Geräusche aus dem Alltag: Waschmaschine, Staubsauger, Kaffeemühle usw.) und die Teilnehmerinnen tragen gemeinsam zusammen, was sie gehört haben.

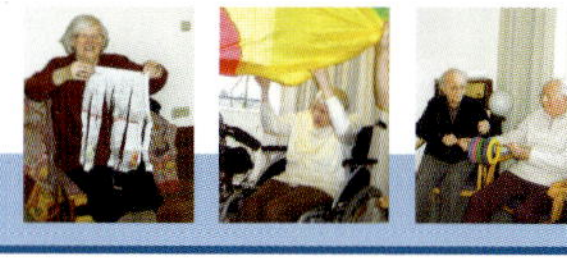

Den Rhythmus klatschen

Material: Keines.

Sie geben durch Klatschen in die Hände einen bestimmten Rhythmus vor. Die Teilnehmerinnen nehmen ihn auf. Wenn er beherrscht wird, schließen die Teilnehmerinnen die Augen, klatschen aber dabei weiter. Fällt jemand aus dem Rhythmus?

Töne und Bewegung

Material: Drei verschiedene Geräuschquellen (z. B. Rasselbüchse, Holzlöffel, der ans Stuhlbein geschlagen wird und eine Schelle).

Für jede Geräuschquelle wird mit den Teilnehmerinnen eine Bewegung ausgemacht. Z. B. *Rasselbüchse*: Arme kreisen umeinander. *Holzlöffel*: Beide Hände greifen an die rechte und an die linke Seite des Stuhls. *Schelle*: Fußspitzen tippen auf. Sie machen in unterschiedlicher Reihenfolge die Geräusche, die Teilnehmerinnen führen die entsprechenden Bewegungen durch.

Variation:
Die Geräuschinstrumente werden reihum weitergegeben. Nach 3-4 Einsätzen wird gewechselt, sodass jede Teilnehmerin einmal die Befehle geben kann.

1.3 Taktile Anregung: Fühlen und Tasten

Unsere Finger und Handflächen sind sehr empfindsam. Die Tastinformationen werden zusammengesetzt und vermitteln dem Gehirn ein Bild von den Gegenständen. Erinnert werden oft die Gefühle, die beim Tasten der Gegenstände entstanden sind und die zugehörigen Bilder. Auch wenn mit dem Alter die Anzahl der Tastkörperchen abnimmt, können und sollen die Hände und Finger immer noch fühlen.

„Was haben Sie an?"

Material: Keines.

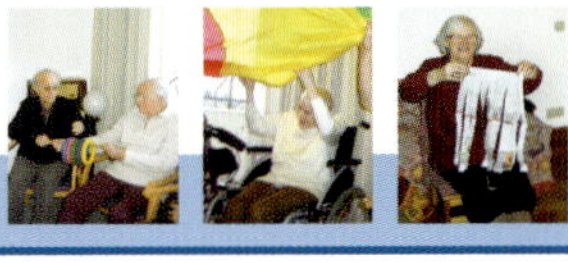

Die Teilnehmerinnen sitzen auf ihren Stühlen. Sie stellen Fragen in die Runde: „Wie fühlt sich unter der Handfläche der Pullover an? Der Rock? Die Strumpfhose? Wo fühlen Sie Unterschiede? Fühlen Sie überhaupt welche?“

„Wie fühlt es sich an?“

Material: Ein großes Tuch, verschiedene Materialien.

Unter einem Tuch erfühlen die Teilnehmerinnen verschiedene Materialien: Metall, Schaumstoff, Holz, Bürsten, Watte, Federn, Steine, Korken usw Sie lenken durch Ihre Fragestellungen immer wieder zu den Materialien hin.

„Was ist es?“

Material: Ein großes Tuch, verschiedene Gegenstände.

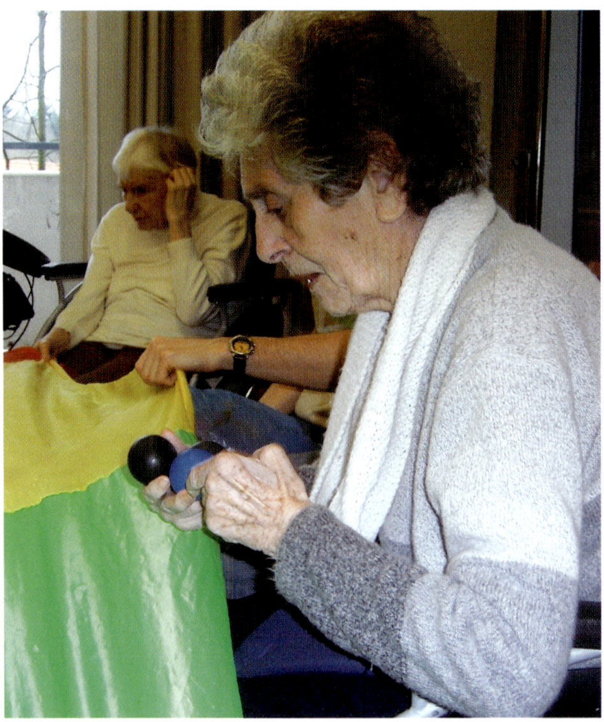

Unter einem Tuch sind verschiedene Gegenstände versteckt. Die Teilnehmerinnen erfühlen und erraten sie (z. B. Löffel, Kreidestück, Spielzeugauto, Kuscheltier, Papiertaschentuch, wassergefüllter Luftballon u. Ä.; der Fantasie sind keine Grenzen gesetzt, nur unangenehm oder gar Furcht einflößend sollten die Gegenstände nicht sein!).

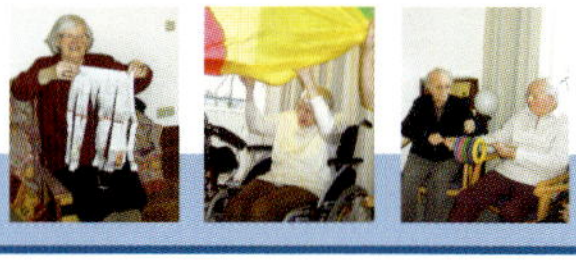

„Was gehört zusammen?"

Material: Ein großes Tuch, verschiedene Gegenstände, wobei immer je zwei gleiche dabei sind.

Unter einem Tuch sind verschiedene Gegenstände versteckt, wobei immer zwei gleiche vorhanden sind. Die Teilnehmerinnen sollen durch Tasten herausfinden, welche Teile zusammengehören.

Variation:
- Die Gegenstände sind nicht gleich, gehören aber thematisch zusammen (z. B. Messer und Gabel, Hammer und Zange, Bleistift und Spitzer usw.).

Weitergeben

Material: Verschiedene Gegenstände, verdeckt in einem Korb o. Ä.

Die Teilnehmerinnen sitzen am Tisch und haben beide Hände unter der Tischplatte. Sie beginnen und geben der rechten Nachbarin unter dem Tisch einen Gegenstand. Diese gibt ihn unbesehen an ihre Nachbarin weiter und erhält von Ihnen einen neuen Gegenstand.

Sie geben höchstens so viele Gegenstände in den Kreis, dass jede zweite Teilnehmerin einen Gegenstand hält und so weitergeben kann. Die Gegenstände können sich auch überraschend anfühlen (z. B. ein Stück Fell, eine Baumrinde, ein nasser Schwamm, ein halb aufgeblasener Luftballon).

Tastschachteln

Material: Leerer Schuhkarton, Schere, verschiedene Gegenstände.

In einen Schuhkarton wird an der kurzen Seite eine Öffnung geschnitten, durch die eine Hand bequem durchgreifen kann. Die Schachteln werden gefüllt und mit dem Deckel verschlossen, die Teilnehmerinnen erfühlen den Inhalt.

(Die Schachteln dürfen nicht zu voll gepackt sein, sodass die Finger genügend Platz zum Ertasten haben.)

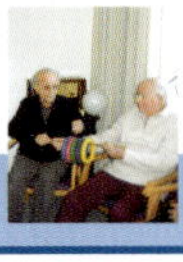
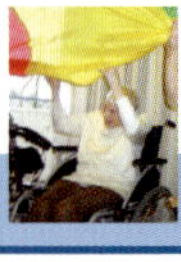
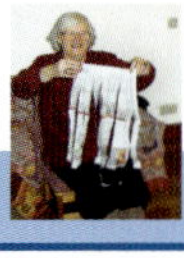

Variationen:
- Die Zusammenstellung der Schachtelinhalte erfolgt thematisch: nur Naturmaterialien, nur Werkzeuge, nur Stoffe usw.
- Der Inhalt der Schachtel ist einem bestimmten Bild (oder Situation) entsprechend zusammengestellt.

Nest: Warme, gefüllte Wärmflasche, ein Stück Schaffell, ein Plastikei, ein Kuscheltier.
Ernte: Erde, Kartoffeln, Steine, Kohlrabi.
Herbst: Blätter, Kastanien, Eicheln, Bucheckern usw.

Fühlen

Material: Verschiedene Gegenstände des Alltags (z. B. Bürste, Feuerzeug, Bleistift, Papiertaschentuch, Schraubenzieher usw.).

Jede Teilnehmerin erhält einen der Gegenstände. Nach einer Weile gibt jede ihren Gegenstand an die Nachbarin weiter, so lange, bis jede Teilnehmerin einmal jeden Gegenstand in der Hand hatte. Sie stellen nach jedem Tausch ähnliche Fragen: „Wie fühlt es sich an? Wie fühlt sich die Oberfläche an? Wie die Form? Wie die Konsistenz (Beschaffenheit)? Fühlt es sich anders an als bei dem Gegenstand vorher? Was ist anders?"

Rückenzeichen

Material: Keines.

Jeweils zwei nebeneinander sitzende Teilnehmerinnen spielen zusammen. Dabei dreht die eine sich zur Seite und wendet der anderen ihren Rücke zu. Diese schreibt mit ihrem Zeigefinger Zahlen (Buchstaben) auf den Rücken, die erraten werden müssen.

Variationen:
- Es werden ganze Worte auf den Rücken geschrieben.
- Es werden kleine Rechenaufgaben aufgeschrieben und die richtige Lösung erraten.

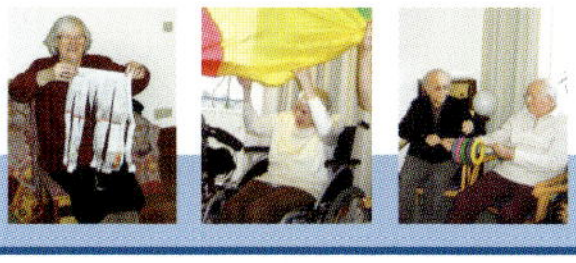

1.4 Olfaktorische Anregung: Riechen

Der Geruchssinn ist bei Menschen zwar der am wenigsten ausgeprägte Sinn, wir unterscheiden aber kräftige Gerüche und nehmen eindeutige Gerüche, die sich aus der Umgebung abheben, wahr. So riechen wir z. B. an einer Tankstelle das Benzin, aber normalerweise den Autoverkehr in einer Stadt nicht mehr.

Dabei ist das Geruchszentrum im Gehirn neben dem emotionalen Zentrum angesiedelt und es gibt eine direkte Verbindung zwischen Gerüchen und Emotionen, zwischen Gerüchen und Erinnerungen. Umso mehr machen sich altersbedingte Einschränkungen bemerkbar – wenn wir nicht mehr riechen können, fehlen uns viele Bilder und Erinnerungen.

Gerüche raten

Die Teilnehmerinnen riechen mit geschlossenen Augen an kleinen Gefäßen (z. B. leere Filmdosen, leere Behälter von Teelichtern, leere Marmeladengläser mit Schraubverschluss, die verschieden gefüllt sind). Es gibt verschiedene Variationen dieses Grundprinzips:

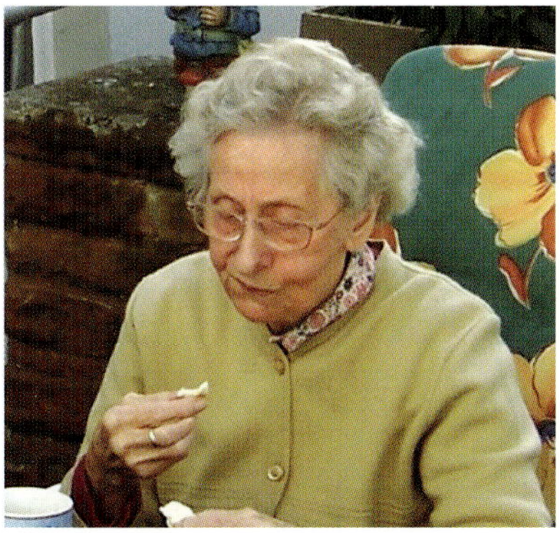

- Die Gerüche sind willkürlich zusammengestellt, unterscheiden sich aber stark (z. B. Kaffee, Schokolade, Schuhcreme, Essig u. Ä.).
- Bei riechgewohnten Gruppen können die Unterschiede allmählich schwächer werden.
- Die Gerüche gehören einer thematischen Einheit (z. B. Früchte, Gewürze, Getränke, Natur usw.) an.
- Sie sagen an, welche Gerüche Sie vorbereitet haben und die Teilnehmerinnen versuchen, sie in die richtige Reihenfolge zu bringen.
- Verschiedene Teesorten werden aufgebrüht. Die Teilnehmerinnen riechen die Unterschiede heraus und benennen den erwarteten Geschmack (z. B. schwarzer Tee, Hagebuttentee, Pfefferminztee usw.).

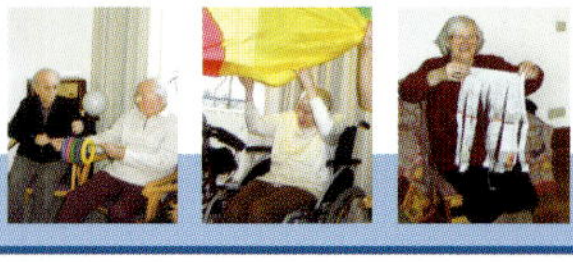

Gerüche als Gesprächsanlass

Sie lassen die Teilnehmerinnen an verschiedenen Dingen riechen und fragen nach den Erinnerungen, die damit verbunden sind: „Wie riecht das? An was erinnert es Sie? Wer war damals alles dabei? Welche Situation fällt Ihnen dazu gerade ein? Riechen Sie noch einmal und schließen die Augen: Welche Bilder kommen?"

Beispiel: Frisch gewaschene Handtücher, eine Handvoll Heu, ein Tannenzapfen, Nähmaschinenöl auf einem Läppchen u. Ä.

1.5 Gustatorische Anregung: Schmecken

Schmecken hängt eng mit Riechen zusammen. Wenn der Geruchssinn nachlässt, schmeckt man viel weniger, auch wenn die Anzahl der Geschmacksknospen der Zunge nicht unbedingt geringer geworden ist (man denke dabei z. B. an einen Schnupfen und wie wenig man schmeckt, wenn die Nase verstopft ist). Auch hier tragen schlechte Essgewohnheiten, Rauchen, passierte Nahrung und wenig Reizsetzung zum altersbedingten Abbau der Geschmacksleistung wesentlich bei.

Schmeckproben

Die Teilnehmerinnen schmecken mit geschlossenen Augen verschiedene Dinge, wobei wir ihnen versichern, dass wirklich nur essbare Dinge zum Einsatz kommen. (Auch wenn es manchmal ganz verlockend erscheint, ein Löschpapier, einen Schwamm oder ein Blatt schmecken zu lassen.) Wir haben wieder verschiedene Möglichkeiten:

- Die Geschmacksproben sind willkürlich zusammengestellt und unterscheiden sich stark (z. B. Schokolade, Apfel, Brot usw.).
- Die Konsistenz der Geschmacksproben ist ähnlich (z. B. Kartoffel, Apfel, Mohrrübe usw.).
- Die Proben sind jeweils einer Gattung zugeordnet und müssen unterschieden werden: Zitrusfrüchte, Marmeladen, heimisches Obst, Säfte, Nüsse, Fruchtjoghurts, Puddings, Schokoladensorten, Tees, Plätzchengewürze, sauer eingelegtes Gemüse usw. Hier können Sie

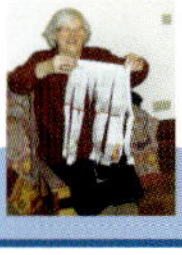

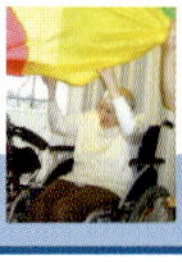

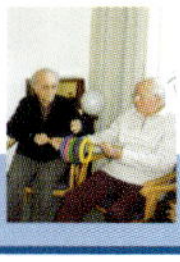

Ihre Fantasie spielen lassen und sich selbst noch Geschmacksfamilien ausdenken. Aber nach 3-4 Proben sind die Geschmacksnerven genug strapaziert.

Geschmack als Gesprächsanlass

Sie verteilen an jede Teilnehmerin einen Gegenstand zum Essen (z. B. Apfel, Pfefferminzbonbon, Gurke usw.) und stellen reihum die Fragen: „Wie schmeckt es Ihnen? An was erinnert es Sie? Welche Situationen fallen Ihnen ein? Schließen Sie die Augen und schmecken noch einmal ganz intensiv: Welche Bilder entstehen?"

Zuordnen

In Kombination mit Geruchsspielen lassen sich verschiedene Gerüche verschiedenen Geschmacksrichtungen zuordnen. Die vorbereiteten Geruchsproben werden zu den vorbereiteten Geschmacksproben gestellt.

Kauen

Die Teilnehmerinnen erhalten ein Stück Brot und kauen darauf sehr lange (mindestens 30 x): Wie verändert sich der Geschmack?

Die Teilnehmerinnen kauen verschiedene Dinge sehr lange und nacheinander: einen Kartoffelchip, ein Stück Toastbrot, ein Stück Vollkornbrot. „Was schmeckt wie?"

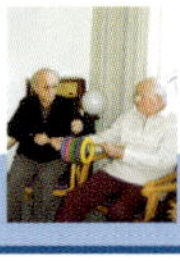
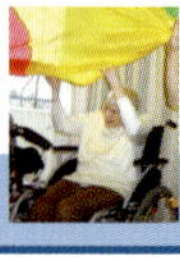
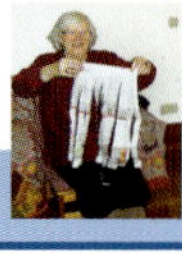

2 Rhythmus und Tanz

2.1 Zur Verwendung von Musik

In diesem Kapitel wird es nicht so sehr um fertige Tanzbeschreibungen gehen, als vielmehr darum, verschiedene Möglichkeiten vorzustellen, wie man Stunden zur musikalischen, tänzerischen oder rhythmischen Gestaltung vorbereiten kann, auch wenn man keine Fachkraft auf diesem Gebiet ist. Die Bedeutsamkeit der Musik in den Bewegungsstunden ist spürbar, sie motiviert, aktiviert und stimmt jeden ein, sich zu bewegen.

Dem Bewegen mit Musikbegleitung kommt besondere Bedeutung zu. Der Klang fröhlicher Melodien löst spontane, unwillkürliche Bewegungen der Hände und Füße aus, er bewegt den Körper, selbst bei denen, die unter erheblichen Bewegungseinschränkungen zu leiden haben. Die Atmosphäre ist gelöster und entspannter, die Bewegungen werden harmonischer und fließender.

Allerdings ist die Verwendung von Musik in ihrem fördernden Sinn von einigen Grundregeln abhängig. So ist es ein großer Fehler, die Musik nur als Hintergrundberieselung spielen zu lassen, wenn das Übungsprogramm eine rhythmische Unterstützung braucht. Als ebenso wenig hilfreich oder sogar störend erweist es sich, wenn Übung und Rhythmus nicht zusammenpassen. Dies betrifft sowohl die Art des Musikstückes und als auch die Verwendung von Liedern und Musik. Der Auswahl kommt dementsprechend eine große Bedeutung zu. Der Zeitaufwand ist nicht unerheblich, aber die Mühe lohnt sich.

Kriterien zur Auswahl geeigneter Musik:
- Alter der Teilnehmerinnen
- Geschlecht
- Herkunft (Stadt/Land)
- Programmschwerpunkt
- Übung und Musik müssen zusammenpassen.
- Instrumentale Musikarrangements eignen sich besser für Gymnastik als Liedertexte.

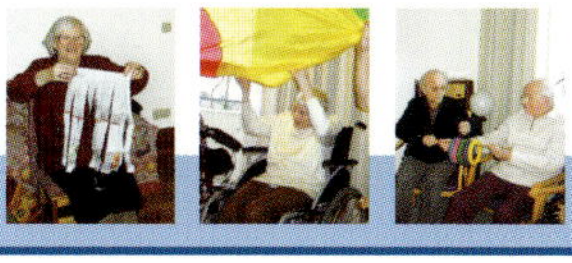

- Gesungene Texte kann man sich in den Sitztänzen zu Nutze machen.
- Für Gymnastik oder Bewegung mit Musik ist ein deutlicher Rhythmus ohne Schwankungen im Tempo empfehlenswert.

Jeder, der Musik verwendet, sollte nicht nur den Rhythmus aufnehmen, sondern auch gut auf die einzelnen Abschnitte der Musik hören, die sich abwechseln oder wiederholen. Ein Wechsel der Übungen bei Beginn eines neuen Melodienabschnitts fügt sich für die Teilnehmerinnen harmonisch in die Bewegungen des Körpers ein. Musik und Bewegung müssen immer in Einklang gebracht werden.

Auch hier ist ein Wechsel lohnenswert. So sollte nicht während der ganzen Zeit Musikbegleitung eingesetzt werden. Man lässt sich sonst leichter mitreißen, konzentriertes Arbeiten ist erschwert, das Erlernen neuer Übungen und Bewegungen im eigenen Rhythmus fällt schwerer.

2.2 Sitztanz

Es empfiehlt sich, in der praktischen Arbeit in verschiedenen Schritten vorzugehen:

Erster Schritt: Musik vorstellen
- Die Teilnehmerinnen hören nur zu. Sie stellen danach Fragen wie:
- Wer kennt das Stück?
- Was ist das für ein Rhythmus (Marsch, Tango, Walzer)?
- Aus welchem Land kommt das Stück?

Zweiter Schritt: Sich vertraut machen mit der Musik
Freie Bewegung (meist mit der Hand oder mit dem Fuß).
Gemeinsam eine vorgegebene Bewegungsform ausführen (z. B. Handfassung und Arme schwingen vor und zurück).

Dritter Schritt: Das Erlernen neuer Bewegungsfolgen
Hier dürfen nie zu lange Erklärungen gegeben und zu viele verschiedene Bewegungen hintereinander vorgestellt werden – die wenigsten können sie sich merken. Die Gruppe darf nicht zu lange ohne Musik (trocken) üben, sondern sollte es möglichst früh mit der ausgesuchten Musik tun.

So können z. B. zunächst nur einzelne Teile des Tanzes geübt werden, in den Zwischenteilen dagegen werden erst einmal einfachste Be-

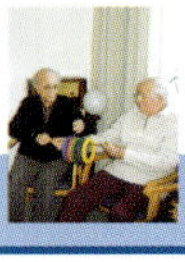
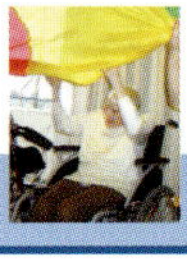
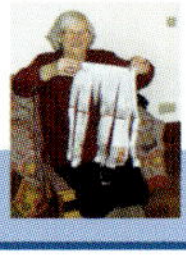

wegungen (nur mit einem Fuß den Takt halten) ausgeführt. Wird der erste Teil einigermaßen beherrscht, wird der Zwischenteil geübt und kommt dann hinzu.

Vierter Schritt: Vormachen und begleiten
Sie sollten die Einsätze klar und deutlich geben, sprachlich begleiten und neue Bewegungsfolgen rechtzeitig vorher bekannt geben.

Ihnen kommt bei dieser Art der Arbeit mit Musik eine wichtige Rolle zu. Ob nämlich ein Tanz gelingt und Freude bereitet, hängt mit davon ab, wie gut die Leiterin vorbereitet ist. Sie muss mit Rhythmus und Melodie des Musikstückes und den zugehörigen Bewegungen gut vertraut sein und sie sicher beherrschen.

Folgendes Vorgehen bietet sich dabei für die Vorbereitung an:
- Sie hören das Musikstück mehrmals hintereinander und finden die angegebenen Melodieteile (A, B, eventuell C) heraus. Sie sollten genau hören können, wann ein Wechsel in der Melodie erfolgt und wie oft sich die Melodien wiederholen.

- Durch Mitklatschen und Zählen der betonten Stellen können Sie erkennen, wie viele Takte ein Melodienteil enthält.

- Sie üben die verschiedenen Bewegungen, bis Sie die angegebene Folge sicher beherrschen.

- Anschließend führen Sie die verschiedenen Bewegungen zu den Melodieteilen der Musik im angegebenen Tempo (Anzahl der Bewegungen pro Takt) aus.

2.3 Bewegung mit Musik

Die Gestaltung einer Bewegungsfolge oder einer gymnastischen Folge mit Musik erfordert die passende Musik, Rhythmusgefühl und viel Fantasie. Sie passen die Bewegungsabschnitte und die Anzahl der Wiederholungen ganz der Musik an. Dabei müssen Sie achten auf:
- Rhythmus: In der Regel wird der erste Ton eines Taktes betont. Beim Anhören der Musik können Sie durch Mitklatschen schnell heraus-

finden, ob Sie 4 x oder 3 x bis zum nächsten ersten Ton klatschen können, also ob es sich um einen 3/4- oder einen 4/4-Takt handelt.

- Aufbau hinsichtlich der Melodieabschnitte: Es finden sich unterschiedliche Melodieabschnitte, die sich jedoch wiederholen.

- Die Zahl der Takte innerhalb eines Melodieabschnitts: Melodieabschnitt und Bewegungsabschnitte sollten genau übereinstimmen. Mit Beginn eines jeden Melodieabschnitts beginnt die dazugehörige Übung und beide enden gemeinsam. So ist für die Teilnehmerinnen jede neue Folge, jeder neue Sitztanz leichter lernbar. Ohne dass es den meisten bewusst ist, gehen die Bewegungen harmonischer und ohne Anstrengung ineinander über, die Wechsel sind einfacher und fließender.

Einfache Volksweisen oder Seniorentanzmusik sind für den Anfang gut zu verwenden. Diese haben in ihrem Aufbau keine Unregelmäßigkeiten und sind für Bewegungsfolgen gut geeignet.

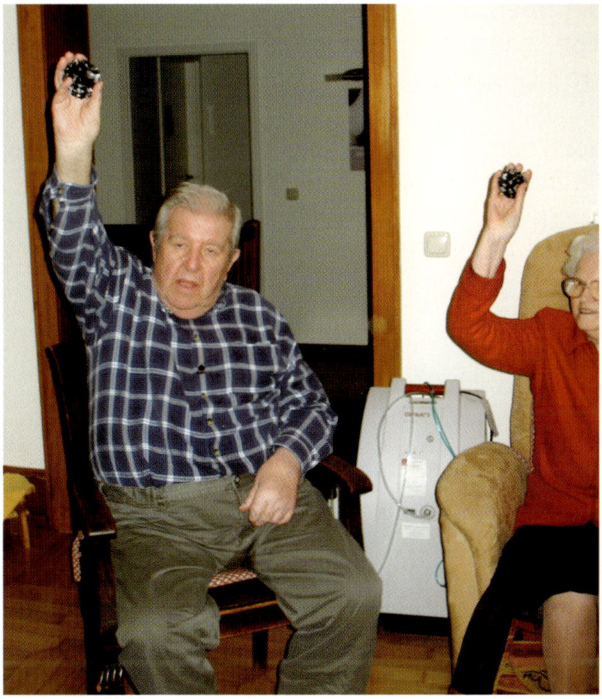

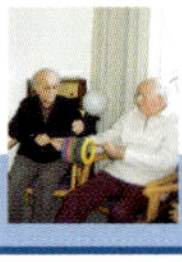
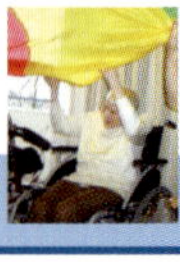
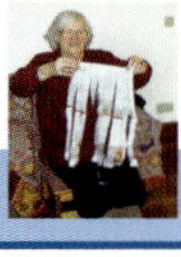

2.4 Bekannte Volkstänze

Bei bekannten Volkstänzen kann man sich Ideen zur Gestaltung von Sitztänzen holen. Folgendes Vorgehen bietet sich dabei an:

Sie tanzen den bekannten Volkstanz (bzw. hören zu und stellen sich den Tanz dabei vor). Die jeweiligen Tanzbeschreibungen geben einen Aufstellungs- und Ablaufmodus und bestimmte Raumwege vor. Jedem Teil der Musik und jedem Takt ist dabei ein bestimmter Bewegungsablauf und eine bestimmte Schrittfolge zugeschrieben. Sie gehen jetzt in Gedanken jede einzelne Tanzfolge durch und übertragen den darin enthaltenen Gehalt auf Gruppen, deren Raumwege vorgegeben sind (Sitzen im Kreis) und deren Bewegungsmöglichkeiten deshalb eingeschränkt sind.

Kriterien zur Beurteilung des *Gehalts* des Tanzes und der Takte sind:

- Die Grundaussage des Tanzes (Begrüßung, fröhlicher Reigentanz, meditativer Tanz u. Ä.).
- Der einzelne Tanzschritt, zerlegt in die zu Grunde liegenden Zählzeiten (Takte), aber übertragen auf sitzende Kreise.
- Der jeweilige soziale Gehalt des Taktes bzw. des Tanzteils (allein, mit Partnerin, mit Gruppe).

Am Beispiel des Volkstanzes „Sascha" wird das Vorgehen gezeigt:

Teil A:	1,2,3	Schnipsen mit den Fingern
Teil B:	1-8	Arme verschränken und wippen (oder Kasatchok)
Teil C:	1-8	Zum Kreis durchfassen, vier Schritte in die Mitte und vier Schritte zurück
	1-8	dto.
Teil D:	1-8	Paare, Mühlkreisen umeinander, rechts
	1-8	dto., links
Teil E:	1-8	Zum Kreis durchfassen und auf der Kreisbahn nach rechts hüpfen
	1-8	dto.
	1-8	dto., nach links
	1-8	dto.
		Die Teile A-E wiederholen sich 4 x.

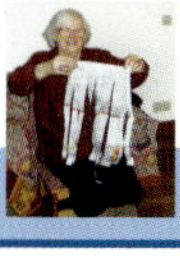
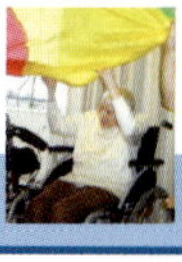
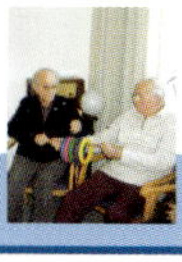

Wenn wir diesen Volkstanz (mit der gleichen Musik) auf eine Sitzgruppe übertragen, haben wir z. B. folgende Möglichkeit:

Teil A:	Bleibt gleich
Teil B:	Bleibt gleich
Teil C:	Zum Kreis durchfassen und die Arme vor und rück schwingen.
Teil D:	Sich der Nachbarin zuwenden und dieser in die Hände klatschen (oder über Kreuz klatschen oder „sägen").
Teil E:	Zum Kreis durchfassen und am Platz marschieren, nach rechts und nach links oder abwechselnd rechten und linken Fuß vorschwingen.

Auf diese Weise lässt sich jeder Volkstanz umwandeln und wir können die vorgesehene rhythmische, eingängige und z. T. bekannte Musik ebenso verwenden wie deren ausgearbeitete und ausgefeilte Tanzbeschreibung.

2.5 Musikanalyse

Der folgende Vorschlag ist gedacht für musikalische Laien, die ein schönes Musikstück hören und dieses für eine Tanzgestaltung verwenden wollen. Wenn man einen neuen Tanz mit einer Gruppe einübt, gelingt dies mehr oder weniger gut; die Wechsel zwischen den Tanzfolgen klappen manchmal gar nicht; niemand weiß, was jetzt kommt oder was er machen soll und hilfloses Schulterzucken ist das Ergebnis. Ob ein Tanz gut und einfach gelingt, hängt auch von der (unbewusst) wirksamen Musikfolge ab.

Der Tanz bzw. die Bewegungen müssen mit der Musik einhergehen. Wenn die Musik Luft holt, muss auch die Bewegung Luft holen. Wenn der Takt, die Instrumente oder die Melodiefolge wechseln, müssen auch die zugeordneten Bewegungen wechseln, soll der Tanz für die Gruppe harmonisch und einfach sein. Das, was im Endergebnis so selbstverständlich und einfach aussieht, bedarf der genauen Vorbereitung. Und eine Möglichkeit dazu ist die Musikanalyse. Damit ist folgendes Vorgehen gemeint:

1) Wir hören das Musikstück mehrmals.

2) Nach mehrmaligem Hören erkennen wir eine gewisse Struktur in der Musik (wiederkehrende Teile, Strophen usw.).

3) Wir nehmen uns einen Stift und zählen die Takte aus: die Achterpäckchen. Für jeweils acht Takte machen wir einen Strich oder, wem das leichter fällt, zwei Striche (2 x 4 Takte).
4) Wenn wir die Musik nochmals hören, kann man eine Ordnung der Striche erkennen und die Anzahl der Achterpäckchen dem Musiktitel zuordnen.

Am Beispiel des Volkstanzes „Sascha" sei das nochmals verdeutlicht:

Teil A:	(Vorspiel)
Teil B:	I
Teil C:	I I 1. Strophe
Teil D:	I I
Teil E:	I I I I

Wir erkennen also in den Strichen die Struktur der Musik wieder. In jeder Strophe finden wir die gleiche Ordnung der Striche wieder.

5) Im nächsten und letzten Schritt ordnen wir den Achterpäckchen die Bewegungen (auf acht Zählzeiten) zu und üben sie mit der Gruppe. Der Wechsel der Bewegungen erfolgt harmonisch und fast automatisch mit der Musik.

In unserem Beispiel sah das so aus:

Teil A:	Vorspiel: Fingerschnipsen
Teil B:	(I) Arme verschränken und 8 x wippen.
Teil C:	(II) Nachbarn anfassen mit den Armen vor und rück schwingen (2 x auf 8, also insgesamt 8 x vor- und 8 x rückschwingen).
Teil D:	(II) Sich dem Nachbarn zuwenden und in dessen Hände klatschen (2 x 8 x).
Teil E:	(IIII) Zurücklehnen, die Nachbarn anfassen und auf der Stelle marschieren: acht Schritte nach rechts, acht Schritte nach links, acht Schritte nach rechts, acht Schritte nach links.

Wir müssen also, nachdem wir die Struktur der Musik erkannt haben, uns nur noch die entsprechende Anzahl von verschiedenen Bewegungen ausdenken, diese hintereinander üben und entsprechend der Musik der Gruppe vorstellen. Es hängt vom Vermögen der Gruppe ab, ob man sich nur zwei verschiedene Achterpäckchen ausdenkt oder viele; ob

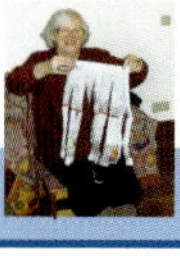
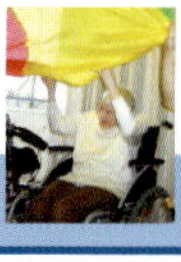
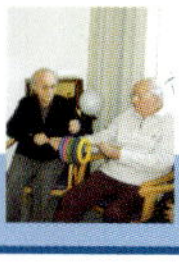

man sich entsprechend der Musik für jede Strophe ein anderes Achterpäckchen ausdenkt oder nur eines, das sich dann wiederholt. Es sei noch einmal gesagt: Voraussetzung für diese Art der Tanzgestaltung ist die genaue Musikanalyse der Leiterin.

Mithilfe des Verstehens der Musikstruktur gelingen auch gebundene Improvisationen besser. So kann z. B. ein Wechsel in der Musik den Wechsel zwischen eingeübten Bewegungsfolgen und freier Bewegung bedeuten.

Beispiel:	Musik im 4/4-Takt mit klar hörbaren Wechseln (z. B.: „La Pittoresque" aus der Kassette „Tanzchucchi")	
Teil A:	Vorgegebene Form:	
	1-8:	Rechter Arm geht vor und rück (4 x).
	1-8:	Linker Arm geht vor und rück (4 x).
	1-8:	Rechte Hand greift an linke Schulter und zurück (4 x).
	1-8:	Linke Hand greift an rechte Schulter und zurück (4 x).
Teil B:	Improvisierte Form:	
	1-8	Beide Arme führen schwingende oder kreisende Bewegungen aus.
	1-8	dto.
	1-8	dto.
	1-8	dto.

Im Gesamtstück wechseln sich die Teile A und B ab: A – B – A – B – A.

2.6 Anregungen für Bewegungsmuster für Sitztänze

Arme:

- Wolle wickeln: Hände umeinander drehen.
- Scheibenwischer: Arm angewinkelt, Handflächen zeigen nach vorn, Hände wischen imaginäre Scheibe in Augenhöhe.
- Scheibenwischer gegengleich: Wie oben, aber die Wischbewegung geht gegeneinander.
- Kreuzen: Rechte Hand tippt auf linke Schulter, linke Hand auf rechte Schulter.
- Kreuzen gleichzeitig.

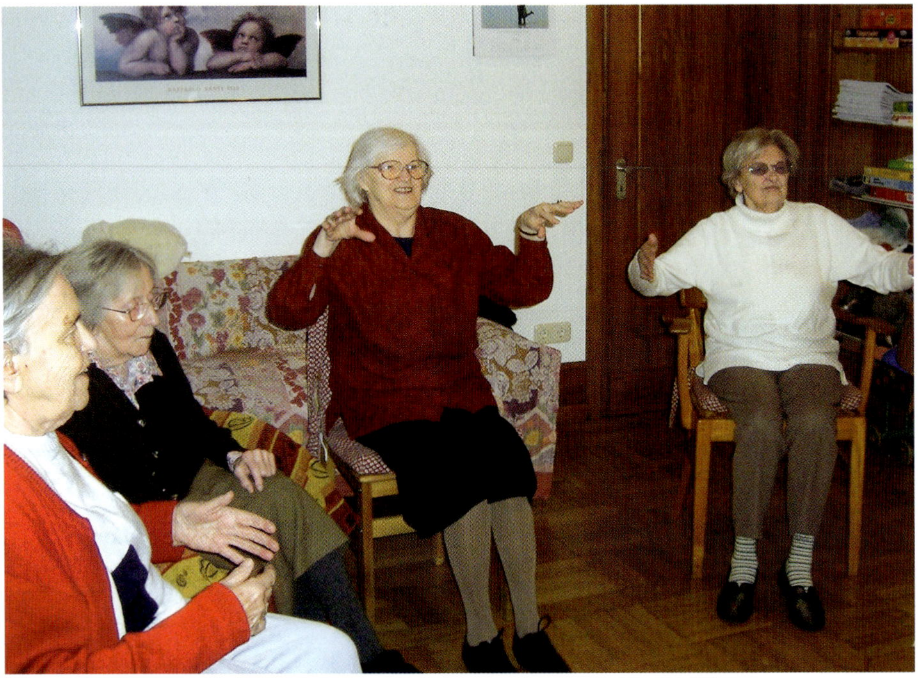

- Beide Arme nach oben strecken.
- Oberkörper nach rechts drehen und nach links drehen.
- Grüßen: Rechte Hand an die Schläfe, linke Hand an die Schläfe; auch über Kreuz.
- Beide Hände zur Faust ballen und öffnen.
- Die Finger wie einen Fächer spreizen und schließen

und so fort.

Beine:
- Marschieren am Platz.
- Ganze Fußsohle tippt auf, Zehenspitzen tippen auf, im Wechsel.
- Ferse tippt auf, Zehenspitzen tippen auf (Hacke-Spitze).
- Knie anheben.
- Bein schwingt locker vor, dann das andere.
- Beide Füße tippen seitlich rechts und seitlich links auf dem Boden auf.
- Rechter Fuß bleibt stehen, linker Unterschenkel und Fuß machen einen Halbkreis und wieder zurück.

Weitere Ideen, die sich in eine Tanzfolge einbinden lassen:

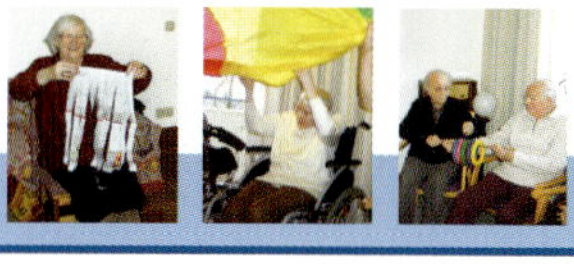

Alle Gymnastikübungen: Diese werden für sich genommen und in die Gestaltung verpackt.

Beispiel:
1-8: Beide Hände öffnen und schließen.
1-8: Beide Schultern hochheben und fallen lassen (4 x).
1-8: Mit geradem Rücken vorbeugen und zurück (4 x).
1-8: Beide Füße leicht anheben und beugen und strecken.
Danach wieder von vorn.

Bewegungen des Alltags (z. B. Topf rühren, Wäsche falten, Bügeln usw.). Bewegungen aus dem Sport- und Freizeitbereich (z. B. Schwimmen, Rudern, Boxen, Äpfel pflücken u. Ä.).

Koordinationsaufgaben, bei denen ein Körperteil einen anderen berührt (beide Hände klatschen ineinander, eine (oder beide) Hand klatscht auf den Oberschenkel, rechter Ellbogen geht in Richtung linkes Knie und umgekehrt, rechte Hand legt sich an die linke Wange und umgekehrt usw.).

2.7 Umsetzen eines Liedes in Bewegung

In diesem Fall nehmen wir ein allen bekanntes Volkslied, dessen Text die zugehörigen Bewegungen vorgibt. Die Gruppe singt gemeinsam das Lied und führt dazu die Bewegungen aus.

Beispiele:
Das Lied „Hoch auf dem gelben Wagen"

- „Hoch auf dem gelben Wagen, sitz' ich beim Schwager vorn": Aufrecht sitzen, beide Hände halten die Zügel, die Arme schlagen leicht auf und ab.
- „Vorwärts die Rosse traben, lustig schmettert das Horn": Hände klatschen auf die Oberschenkel.
- „Felder, Wiesen und Auen, leuchtendes Ährengold, ich möchte so gerne noch schauen": Rechte Hand beschirmt die Augen, nach beiden Richtungen umdrehen.
- „aber der Wagen, der rollt": Beide Hände kreisen umeinander.
- Für die nächsten beiden Strophen muss man sich dann Ähnliches ausdenken.

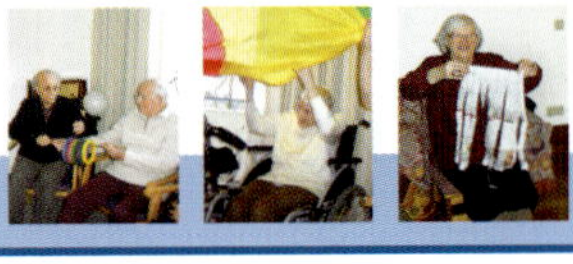

„Bruder Jakob"

- „Bruder Jakob, Bruder Jakob, schläfst du noch, schläfst du noch?": Hände aneinander legen und rechts und links an die Wangen legen.
- „Hörst du nicht die Glocken, hörst du nicht die Glocken?": Rechte Hand an rechtes Ohr legen, Oberkörper leicht in die Richtung beugen und „hören", genauso nach links.
- „Bim Bam Bum, Bim Bam Bum": Beide Hände greifen nach vorne und ziehen an einem imaginären Seil herauf und herunter.

Wir nehmen einen bekannten Schlager, der uns die Bewegungen dazu vorgibt.

Beispiel: „In einer kleinen Konditorei"

Die Stühle sind in Form einer Gasse aufgestellt, je zwei Personen sitzen sich gegenüber:

Teil A:	Instrumental: Klavier spielen, Oberkörper rechts und links wiegen.
Teil B:	„In einer kleiner Konditorei, da saßen wir zwei bei Kuchen und Tee, ... daß ich dich versteh'": Mit dem rechten und mit dem linken Arm Begrüßungsbewegung nach vorn machen.
Teil C:	„Und das elektrische Klavier, das klimpert leise": Pantomimisches Klavierspiel.
Teil D:	„Und in der kleinen Konditorei": Begrüßen rechts, links.
Teil E:	Instrumental: Hände reichen, im Tangotakt „sägen" (lang, kurz, kurz, lang, lang).
Teil F:	Wiederholung A-F.
Teil G:	Schluss: „Das elektrische Klavier ... da saßen wir zwei bei Kuchen und Tee": Beide Hände nach vorne zum Gegenüber strecken.

2.8 Einsatz von Materialien

Tänze können grundsätzlich auch mit verschiedenen Materialien gestaltet werden. Wobei auch hier die Leiterin das notwendige Fingerspitzengefühl aufbringen muss, ob und welche Materialien sie verwendet, ob sie jedes Mal Neues mitbringt oder auf Vertrautes zurückgreift. Je nach Musikstück und Aussage des Tanzes sind manche Materialien besser geeignet als

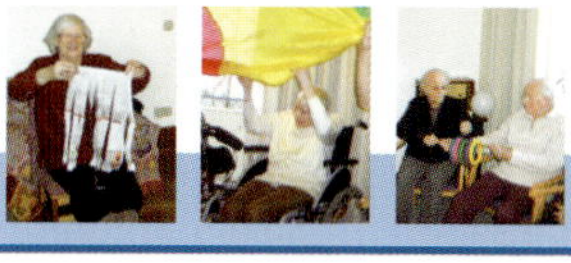

andere. So sind z. B. Stäbe zu einer anderen Musik zu verwenden und provozieren ein anderes Umgehen mit ihnen als weiche, bunte Tücher oder fliegende Jongliertücher (zum Appellcharakter der Dinge siehe auch das entsprechende Kapitel). So sind beispielsweise zu einer Walzermusik schwingende Bewegungen mit Tüchern gut geeignet, zu einer Marschmusik bieten sich kurze, feste Bewegungen mit Gymnastikstäben (Papprollen, Zeitungsrollen o. Ä.) an. Grundsätzlich können alle Gegenstände und Materialien zur Gestaltung verwendet werden.

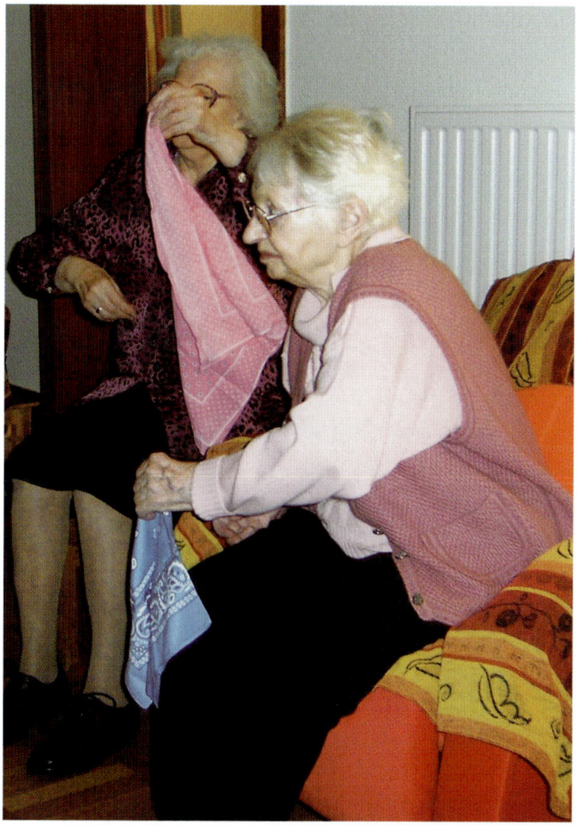

Es bietet sich an, für einzelne Tänze auch die diesen entsprechenden Dinge zu verwenden, also zu einem spanischen Fächertanz aus Papier hergestellte Fächer, zu einem ungarischen Tanz Papprollen mit schwingenden Bändern oder zu einem russischen Säbeltanz Stäbe.

2.9 Rhythmische Gestaltung

Hier wird es nicht darum gehen, die musiktherapeutische oder musikpädagogische Arbeit zu kopieren oder zu schmälern. Wir sind vom positiven Einfluss von Musik auf die Psyche des Menschen und der therapeutischen Wirksamkeit des Umgangs mit Musik und Bewegung überzeugt. Hier geht es darum, musikalischen Laien die Scheu davor zu nehmen und einfache Wege aufzuzeigen, wie man dennoch – ohne

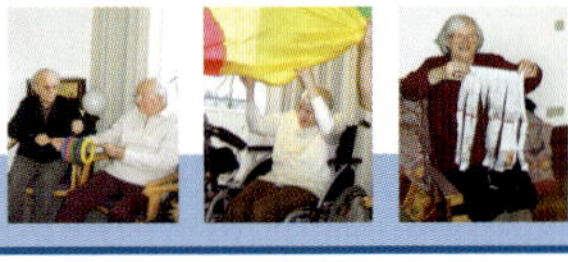

musikpädagogische Ausbildung – Rhythmusarbeit und Bewegung zum Wohle der Gruppenmitglieder verwenden kann.

Rhythmusinstrumente sind leicht einsetzbar und zu handhaben. Durch einfaches Schütteln, Klopfen oder Schlagen können unterschiedliche Töne hervorgerufen werden, eine Übungsphase ist nicht nötig. Im Unterschied zu Melodieinstrumenten muss nicht auf harmonische Zusammenklänge Rücksicht genommen werden, sondern verschiedene Rhythmusinstrumente können zusammen oder zur Begleitung vorgegebener Musik benutzt werden.

Es gibt, je nach verwendetem Material, vier Arten von Rhythmusinstrumenten: Holz-, Metall-, Fell- und Geräuschinstrumente.

2.10 Spielformen

Begrüßen

Sie stehen in der Mitte des Stuhlkreises mit einer Handtrommel. Sie schlagen zunächst selbst auf die Trommel und halten diese dann nacheinander den Teilnehmerinnen hin. Diese werden mit Namen begrüßt und schlagen selbst auf die Trommel.

Variationen:
- Sie geben andere Bewegungsformen vor, die die Teilnehmerinnen dann auf der hingehaltenen Handtrommel ausführen: Mit der flachen Hand darüber streichen, mit den Fingerspitzen klopfen, mit der Faust darauf schlagen.
- Sie geben einen einfachen Rhythmus vor, die Teilnehmerinnen antworten mit dem gleichen Rhythmus.

Instrumente kennen lernen

Alle Instrumente werden verteilt. Jede Teilnehmerin probiert ihr Instrument aus.

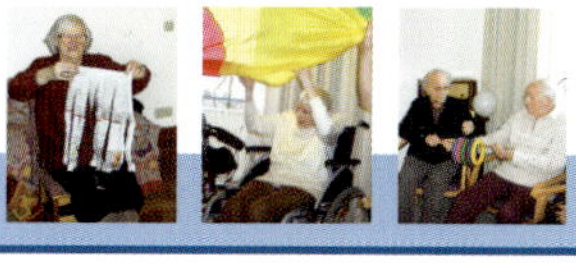

Variationen:

- Alle spielen ihr Instrument ganz laut.
- Alle spielen ihr Instrument ganz leise.
- Verschiedene Instrumentengruppen spielen gemeinsam, die anderen machen solange Pause.
- Alle Teilnehmerinnen spielen ganz langsam.
- Alle Teilnehmerinnen spielen ganz schnell.
- Kombinationen: Schnell und leise oder schnell und laut, langsam und leise oder langsam und laut.
- Sie geben einen bestimmten Rhythmus vor, die Teilnehmerinnen spielen mit ihren Instrumenten den Rhythmus nach.
- Bei geübteren Gruppen können die Teilnehmerinnen auch reihum einen Rhythmus vorgeben, den die anderen nachspielen.
- Instrumente weitergeben: Jede Teilnehmerin nimmt ein Instrument aus einer anderen Instrumentengruppe und probiert es mit den gleichen Aufgabenstellungen aus.

Farbenspiel

Sie teilen an jede Teilnehmerin die Instrumente aus; von einer Instrumentengruppe müssen jeweils mehrere vorhanden sein. Je nach Gruppe werden 2-4 verschiedene Instrumentengruppen eingesetzt. Entsprechend dieser Zahl legen Sie verschiedenfarbige DIN A 4-Blätter in die Mitte der Gruppe auf den Boden. Die Farben der Blätter werden den Instrumenten zugeordnet.

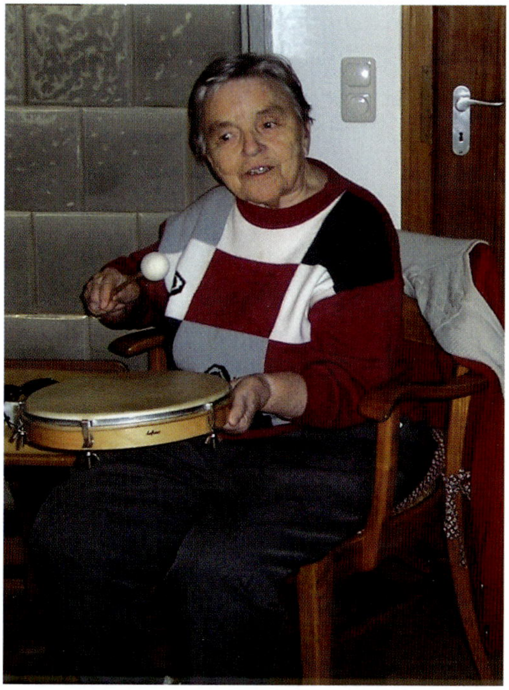

Beispiel:
Weißes Blatt: Nur die Schellen spielen. Brauner Briefumschlag: Nur die Handtrommeln spielen. Zeitungsblatt: Nur die Klanghölzer spielen.

Sie stellen sich jetzt in freiem Wechsel immer auf ein Blatt in der Mitte und die entsprechenden Instrumente spielen.

Variationen:
- Sie stellen sich mit dem rechten und dem linken Fuß auf je ein verschiedenes Blatt und beide Instrumentengruppen spielen.
- Sie stellen sich mit den Beinen auf verschiedene Blätter und berühren ein drittes mit der Hand.

Reaktionsspiel

Sie verteilen die Instrumente an alle Teilnehmerinnen. Sie sitzen auch im Stuhlkreis und heben abwechselnd verschiedenfarbige Tücher hoch. Den Farben der Tücher wurden verschiedene Instrumentengruppen zugeordnet und nur diese spielen, und zwar solange das jeweilige Tuch oben gehalten wird.

Variationen:
- Zwei oder alle Tücher werden hochgehalten.
- Sie rufen nur noch die Farben auf, heben aber kein Tuch mehr hoch.
- Sie erzählen eine kleine Geschichte, in der die Farben vorkommen. Wenn die Teilnehmerinnen die Farben hören, spielen sie die entsprechenden Instrumente.

Beispiel: Die Geschichte vom Herbsttag

Blau	=	Klanghölzer
Grün	=	Trommeln
Rot	=	Rasseln

„An einem schönen, warmen Herbsttag wollten wir noch einmal in den Garten gehen. Die Hecke war noch grün, obwohl sich manche Blätter schon rot färbten. Über uns spannte sich der blaue Himmel und die Sonne schien warm. Im Garten fanden wir noch blaue Astern und rote Dahlien, auch das Gras war noch grün. Die Äpfel schimmerten rot zwischen den

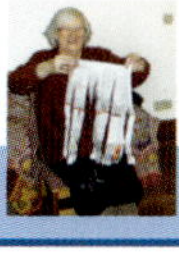

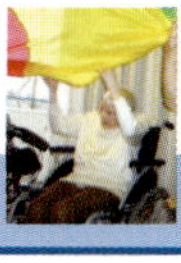

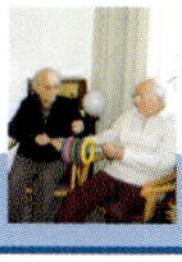

grünen Blättern, aber die Hecke mit den blauen Brombeeren war schon lange abgeerntet. Dann pflückten wir noch einen Strauß von den blauen Astern, den roten Dahlien und einen grünen Zweig mit roten Beeren und gingen nach Hause."

Solche Geschichten lassen sich je nach Vermögen der Gruppe noch ausführlicher und ausgeschmückter erzählen. Die Teilnehmerinnen wachen oft mit über die korrekte Einhaltung der Regeln, also dass z. B. bei „blauer Aster" wirklich nur die Klanghölzer spielen.

Freie Begleitung zur Musik

Jede Teilnehmerin begleitet ein vorgegebenes Musikstück mit ihrem gewählten Rhythmusinstrument nach eigenen Vorstellungen.

Geeignete Musikstücke:
- Märsche (z. B. Radetzkymarsch (J. Strauß), Triumphmarsch aus Aida (G. Verdi), Bayerischer Defiliermarsch (E. Mosch).
- Wanderlieder (z. B. „Das Wandern ist des Müllers Lust", „Lustig ist das Zigeunerleben" usw.; dabei kann die Gruppe zusätzlich noch mitsingen).
- Polkas (nicht zu schnelle, z. B. Ambosspolka).
- Rhythmische und fröhliche Volkstänze.

Variationen:
- Die Teilnehmerinnen tauschen ihre Rhythmusinstrumente und begleiten die Musik. Anregungen für ein anschließendes Gespräch: Was war anders? Was hat mir besser gefallen? Warum?
- Die Teilnehmerinnen begleiten die Musik nicht mehr ganz frei, sondern in einer vorher abgesprochenen und (eingeübten) Form: Die Klanghölzer übernehmen den Grundschlag, die Handtrommeln betonen nur jeweils den ersten Ton des Taktes, die Schellen und Rasseln begleiten in doppeltem Tempo.
- Die Instrumente werden nicht gleichzeitig, sondern nach Einsatz gespielt. Sie müssen sich dafür vorher die Musik genau anhören und einen Einsatzplan machen: Wann und wie lange z. B. Klanghölzer spielen, wann und wie lange diese Pause machen, aber die Trommeln weiterspielen usw.

Rhythmusinstrumente selbst bauen

Rhythmusinstrumente können auch leicht selbst hergestellt werden. Zwar ist der Klang bei gekauften Instrumenten letztlich besser, aber das gemeinsame Herstellen dieser Instrumente mit einer Gruppe bereitet viel Freude und die emotionale Bindung an das eigene Instrument ist groß.

Im Folgenden wird nur eine kleine Auswahl an Bauanleitungen vorgestellt, die interessierten Leserinnen seien an die entsprechende Fachliteratur verwiesen.

- An die Fingerspitzen von Gartenhandschuhen (eventuell Fäustlinge) Glöckchen nähen.
- Zwei Teesiebe aus Metall werden aneinander gelegt und mit kleinen Glöckchen gefüllt. Der Griff wird mit Paketklebeband oder Wolle fest umwickelt.
- Ein Joghurtbecher wird zur Hälfte gefüllt (Sand, Reis, Steinchen, Erbsen usw.), ein anderer, gleich großer wird umgekehrt darauf gestellt. Die Nahtstelle zwischen den beiden Bechern wird mit Paketklebeband verklebt.
- In einen Tischtennisball wird mit einer heißen Nadel ein kleines Loch gebrannt. Ein Stück Blumendraht wird mit einer Zange zerkleinert und durch das Loch in den Tischtennisball gesteckt.
- In eine leere Plakatverpackungsrolle werden in regelmäßigen Abständen spiralförmig lange Holznägel eingeschlagen. Dieser Regenmacher wird mit Sand (oder Reis oder Erbsen o. Ä.) gefüllt und verschlossen.
- Ein Besenstiel wird in ca. 25-30 cm lange Stücke zersägt und die Enden mit Sandpapier abgeschliffen.

2.11 Singen

In den freien Gruppen der offenen Altenarbeit (z. B. bei Altennachmittagen kirchlicher Träger) herrscht generell eher einer gelöste, geschäftige Atmosphäre. Das gemeinsame Singen von Liedern ist oft ein fester Bestandteil im Programm und wird gerne mitgemacht. Das Singen wirkt belebend, befreiend und erweckt Freude.

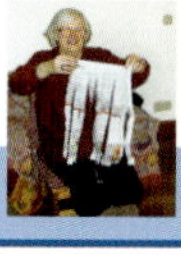
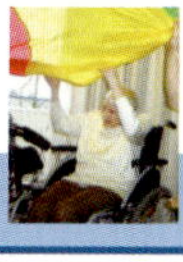
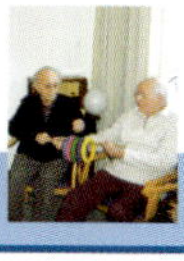

In Alten- und Pflegeheimen dagegen kommen die Teilnehmerinnen der Gruppen häufig niedergedrückt und stumm in die Stunde. Man kann dann nicht gleich mit einem fröhlichen, flotten Lied anfangen, sondern erst behutsam, vielleicht über melancholische, besinnliche Lieder, zu einer heiteren Weise kommen. Die Aufhellung in den Gesichtern der Teilnehmerinnen am Ende einer solchen Stunde ist unübersehbar.

Viele alte Menschen hören zwar die Altersveränderungen ihrer Stimme, haben aber dennoch Freude am Singen. In ihrer Jugendzeit hatte kaum jemand ein Radio oder einen Schallplattenapparat und es war selbstverständlich, zu allen möglichen Gelegenheiten zu singen und zu musizieren.

Singen beeinflusst die Stimmung. Genau wie auch Musik Gefühle erzeugt und den Menschen in eine ganz bestimmte Stimmung versetzen kann, kann auch das Singen bestimmte Stimmungen auslösen. Besinnliche Lieder können melancholische Gefühle erzeugen (ob angenehme oder schwermütige und traurige, kann sehr unterschiedlich sein), fröhliche Lieder können heitere, angeregte Stimmungen hervorrufen und lösen Bewegungen aus.

Lieder beinhalten einen hohen Wert für das Gedächtnistraining. Auch wenn das Kurzzeitgedächtnis nachgelassen hat, sind doch oft noch die Texte vorhanden. Selbst demente Bewohnerinnen haben oft noch über das Singen alter Lieder ein Erfolgserlebnis, weil sie die Texte nicht vergessen haben.

Auch als Konzentrations- und Koordinationsaufgabe ist das Singen von nicht zu unterschätzender Bedeutung. Die beiden Tätigkeiten (Singen und Bewegen) können gut zusammen einsetzt werden. Meist sind die Teilnehmerinnen besonders motiviert mitzumachen, wenn es darum geht, Lieder mit entsprechenden Bewegungen zu verbinden.

Singen ist bestens geeignet, um auf natürliche und intensive Weise die Atmung zu schulen. Beim Singen wird automatisch tiefer eingeatmet und langsam – singend – ausgeatmet.

Singen in der Gruppe (darin kann man sich verstecken oder man wird von ihr getragen) bietet das wertvolle Gefühl einer Gemeinschaft. Oft ergeben sich (neue) Möglichkeiten des Gesprächs und des Austauschs. Sozialer Isolierung wird entgegengewirkt.

Auch wenn gerade jüngere Gruppenleiterinnen sich manchmal schwer tun zu singen, darf es in einer Bewegungsarbeit, die vielseitig und freudbetont ist, nicht fehlen.

Tipps für die Praxis

- Die Auswahl der Lieder muss sich nach der momentanen Stimmung und dem individuellen Geschmack der Teilnehmerinnen richten.
- Ausgangspunkt des gemeinsamens Singens muß die momentane Stimmungslage in der Gruppe sein. Bei einer eher niedergeschlagenen Stimmmung kann, davon ausgehend, behutsam versucht werden, die Stimmmung aufzuhellen.
- Zu krasse Stimmungsgegensätze in den gesungenen Liedern sollten vermieden werden.
- Mehr bekannte Lieder singen und nur einzelne neue Lieder einüben.
- Gut geeignet sind deutsche Volkslieder.
- Bei Kinderliedern ist es besser, wenn sie eher auf Wunsch der Teilnehmerinnen gesungen werden als auf Anregung der Leiterin. Schlägt nur die Leiterin diese Lieder vor, ist die Gefahr gegeben, dass sich die Teilnehmerinnen wie Kinder behandelt fühlen.
- Kunstlieder oder Opernarien sind nicht geeignet. Sie sind zum einen zu schwierig, zum anderen sehr vielen Teilnehmerinnen unbekannt.
- Bekannte Lieder aus Operetten dagegen können leichter mitgesungen werden (z. B. „Schenkt man sich Rosen in Tirol" aus „Der Vogelhändler").
- Alte Schlager aus der Jugendzeit werden sehr gerne gehört, manche auch in den Refrains mitgesungen. Aber grundsätzlich sind sie zum Selbstsingen oft zu schwierig.
- Gemeinsames Singen sollte möglichst abwechlungsreich sein, damit nicht immer wieder nur die gleichen Lieder gesungen werden. Bei aller Begeisterung fürs Singen wird es dann langweilig.
- Bewährt hat es sich, eine Liederliste zusammen mit den Teilnehmerinnen zu erstellen, aus der dann jeweils in den einzelnen Stunden einige ausgesucht werden.

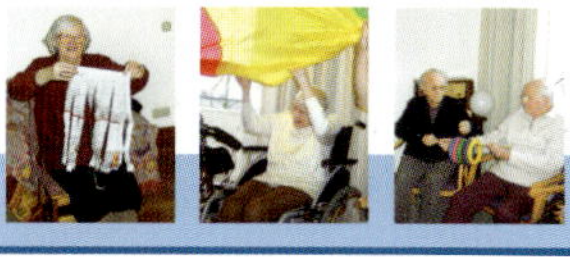

3 Spielen

3.1 Spielen in Gruppen

Spielen ist ein Urbedürfnis des Menschen. Aber so selbstverständlich es Kindern ist zu spielen, so schwer fällt es oft erwachsenen und alten Menschen. Es kann nicht unbedingt vorausgesetzt werden, dass jeder gerne spielt und dass in einer Bewegungsstunde immer auch Kleine Spiele angeboten werden sollten. Auch hier ist wieder individuelles Vorgehen erforderlich und es ist genau zu beobachten, wem welches Spiel oder ob Spielen überhaupt Spaß macht. Manchmal ist es ein längerer Weg, bis alte Menschen, die das Lachen verlernt haben und deren Alltag und Lebensgeschichte nichts mehr zum Lachen enthält, wieder (zeitweilig) ein freundliches Lächeln zeigen. Denn diesen Sinn hat das Spielen immer noch: aufgelockerte, vielleicht auch nachdenkliche, auf jeden Fall heitere Minuten oder Stunden zu bringen.

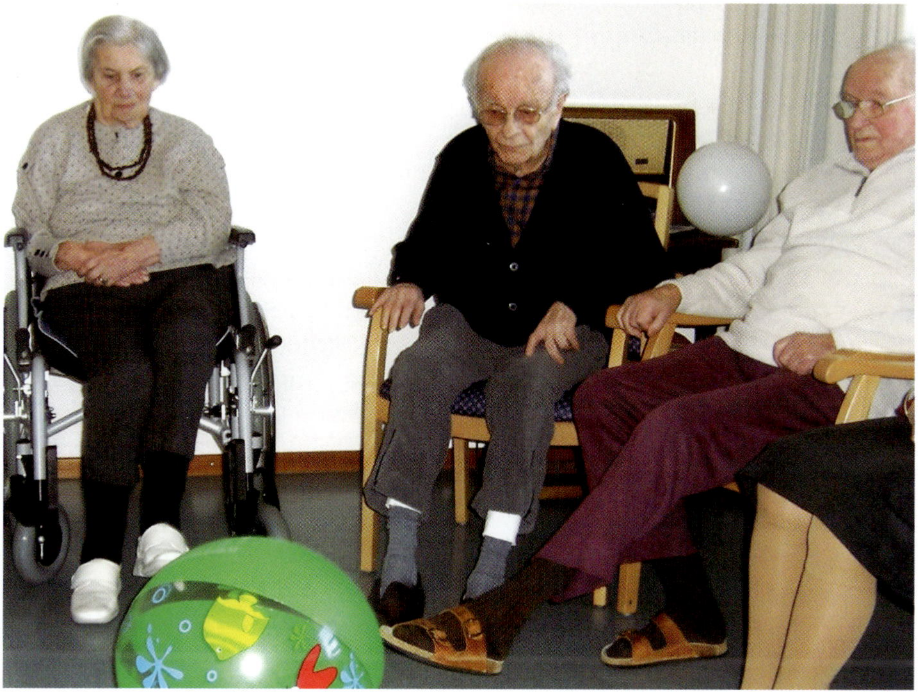

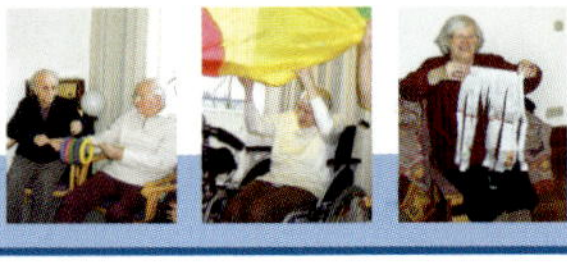

Sie sollten nie stillschweigend davon ausgehen, dass sich quasi automatisch positive soziale Prozesse einstellen, wenn Sie ein Spiel planen. Oder dass das Spielen immer von Spannungen befreit und die Atmosphäre fröhlich ist. Vielleicht treffen in der Gruppenstunde zwei Teilnehmerinnen aufeinander, die sich eigentlich nicht leiden können – und jetzt sollen sie freundschaftlich miteinander spielen. Oder vielleicht ist in der Gruppe jemand, der gerne das große Wort führt, einer anderen aber damit auf die Nerven geht, ohne dass diese sich traut, etwas zu sagen. Die positiven Wirkungen, die den Spielen zugeschrieben werden, können sich ergeben, müssen aber nicht.

Und es ist noch etwas anderes, ob die Teilnehmerinnen bewusst zu einem Spielenachmittag gehen oder ob sie eigentlich in eine Bewegungsstunde kommen, in der auch mal gespielt wird (wo sie doch vielleicht eigentlich gar nicht gerne spielen). Auch hier ist behutsames und sensibles Vorgehen gefragt.

Aber getragen von dem Bemühen, Stunden zu gestalten, in denen und nach denen die Teilnehmerinnen heiter und gelöst sein können, die Freude bereitet haben und den Menschen ganzheitlich ansprechen, dürfen Kleine Spiele (nicht unbedingt in jeder Stunde!) nicht fehlen. Die Teilnehmerinnen kommen mehr in Kontakt miteinander, sprechen miteinander, lachen miteinander.

Die Spiele in den Bewegungsstunden mit sehr alten Menschen unterscheiden sich meist doch von den „Kleinen Spielen" der Seniorengruppen oder den Gesellschaftsspielen von Spielnachmittagen. Meist macht die Zusammensetzung der Gruppe ein Verstehen der Spielregeln schwierig, sodass nur ganz einfache Spiele zum Einsatz kommen können. Sie müssen sich im Vorfeld gut überlegen, wer in der Gruppe ist und welche Spiele gespielt werden können, damit sich überhaupt ein Spielerlebnis einstellen kann. Viele der in den zahlreichen Spielebüchern (auch Senioren-Spielebüchern) genannten Vorschläge sind – so gut sie auch sind – für die Mehrzahl hochbetagter Gruppenmitglieder zu kompliziert, als dass sie gut funktionieren können. So ist ständig die Fantasie der Übungsleiterin gefragt, beispielsweise komplizierte Regeln abzuwandeln und zu vereinfachen.

Insbesondere eine flexible Verwendung der Materialien hilft uns weiter. So lassen sich die einfachen Spielformen des Weitergebens, des Zuwerfens oder des Zielwerfens durch die Verwendung unterschiedlicher Materialien gut abwandeln. Es ist ein Unterschied, ob man einen, zwei oder mehr Gegenstände weitergibt, ob man zum Nachbarn wirft oder zum Gegenüber,

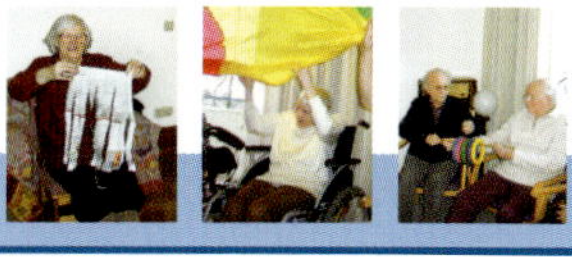

ob man mit einem Sandsäckchen in einen Eimer in der Mitte wirft oder mit einem Handtuch in einen Reifen. Jedenfalls finden sich hier Momente des Spielens, die sofort von jedem und ohne Stress gespielt werden können.

Nachstehend folgt eine kleine Zusammenstellung von Spielideen, die der Vorgabe einfaches Spiel gerecht werden.

3.2 Einfache Spielideen

Flaschendrehen

Material: Eine leere Flasche.

Die Flasche liegt auf dem Boden, Sie drehen sie. Diejenige, auf die der Flaschenhals zeigt, muss eine Bewegung ausführen.

Variationen:
- Die Bewegung wird vorher gemeinsam festgelegt.
- Sie benennen das Körperteil, mit dem die Bewegung ausgeführt wird.

Weitergeben

Material: Ein großer Joghurtbecher, ein Gymnastikball.

Die Teilnehmerinnen geben den Joghurtbecher, auf dem der Ball liegt, im Kreis weiter, ohne dass der Ball herunterfällt.

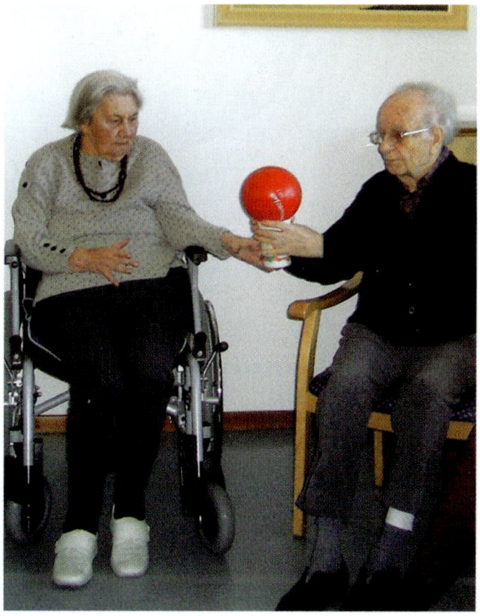

Variationen:
- auf dem Joghurtbecher liegt ein Luftballon
- auf dem Joghurtbecher liegt ein Wasserball

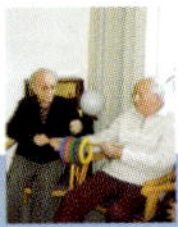
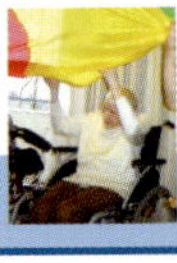
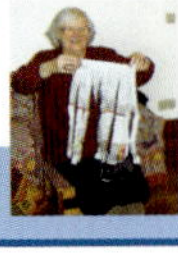

Innen und außen

Material: Zwei Stuhlreihen als Flankenreihen im Abstand von ca. 1 m (die Teilnehmerinnen sitzen hintereinander auf Stühlen und wenden sich jeweils die Körperflanken zu), acht (oder mehr) Gegenstände zum Weitergeben (wie Tennisbälle, Tennisringe, Sandsäckchen, Bälle o. Ä.).

Die Vorderste bekommt jeweils vier Gegenstände, die sie auf den leeren ersten Stuhl legt. Auf Kommando werden die Gegenstände nach hinten auf der Innenseite der Reihen weitergegeben und auf der Außenseite wieder nach vorne. In welcher Reihe liegen alle Gegenstände zuerst wieder auf dem Stuhl?

Variationen:

- Es wird mit zwei Bällen gespielt (ein Spiel kann auch aus mehreren Durchgängen bestehen).
- Die erste Teilnehmerin erhält den Ball. Der wird auf der Innenseite nach hinten gegeben, auf der Außenseite auf dem Boden nach vorne gerollt.
- Der Ball wird auf der Außenseite nach hinten gerollt und auf der Innenseite wieder nach vorne.
- Die letzte Teilnehmerin erhält den Ball. Dieser wird zuerst auf der Außenseite nach vorne gerollt (oder gegeben), dann auf der Innenseite zurück.

Spitz, pass auf!

Material: Pro Spielerin eine Maus: Ein zusammengeknäueltes Blatt Papier wird an einen langen Wollfaden (nicht zu dünn) angebunden, ein leichter Plastikeimer, ein großer Schaumstoffwürfel.

Die Spielerinnen sitzen im Kreis und legen ihre Mäuse in die Kreismitte, das andere Ende des Wollfadens halten sie in der Hand. Sie als Leiterin stehen mit dem Eimer in der einen Hand in der Mitte und würfeln mit der anderen Hand. Wenn Sie eine 1 oder 6 (2 oder 5) würfeln, versuchen Sie, die Mäuse mit dem Eimer zu fangen, die Teilnehmerinnen ziehen ihre Mäuse schnell weg: Kann die Katze eine Maus fangen?

Zielwerfen

Material: Ein Eimer (ein Papierkorb, eine Kiste o. Ä.), pro Teilnehmerin mindestens ein Wurfgegenstand (Ball, Sandsäckchen, Kastanie o. Ä.).

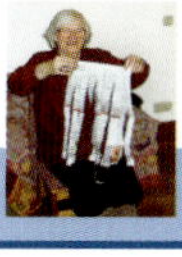

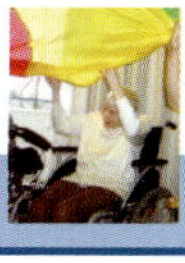

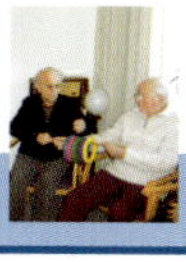

Jede Teilnehmerin versucht, ihren Gegenstand in den in der Kreismitte auf dem Boden stehenden Eimer zu werfen.

Variationen:
- Die Gegenstände sind unterschiedlich groß und schwer (z. B. Tennisball, Softball, Weichgummiball, Kastanie, Eichel).
- Die Gegenstände, die schnell nacheinander geworfen werden sollen, haben unterschiedliche Material- und Flugeigenschaften (z. B. Sandsäckchen, Topfkratzer, Bierdeckel): Wie fliegt was? Welcher Krafteinsatz ist dafür erforderlich?
- Der Eimer steht in der Mitte erhöht auf einem Stuhl (Tisch).
- Mit den Wurfgegenständen wird ein in der Mitte stehender Gegenstand abgeworfen (Markierungshütchen, Kegel o. Ä.).

Essbar

Material: Keines.

Die Teilnehmerinnen sitzen im Kreis. Sie rufen verschiedene Worte in den Kreis. Nennen Sie solche Dinge, die essbar sind, heben die Teilnehmerinnen die Arme hoch; benennen Sie nichtessbare Dinge, verstecken sie die Hände hinter dem Rücken.

Variationen:
- Wer eine falsche Reaktion gezeigt hat, nennt das nächste Ding.
- Eventuell nur eine Bewegung wählen.
- Die Teilnehmerinnen (oder einige von ihnen) übernehmen abwechselnd nach vorheriger Absprache das Kommando.

Der Plumpsack geht um

Material: Ein Tennisball oder ein anderer kleiner Ball (Plumpsack).

Sie teilen den Stuhlkreis in zwei Hälften, die deutlich voneinander abgegrenzt sind (z. B. durch leere Stühle oder einen größeren Zwischenraum). Die eine Hälfte der Gruppe bekommt den Plumpsack und lässt ihn schnell von einer zur anderen wandern. Die anderen stützen die Ellbogen auf die Knie und legen das Gesicht in die Hände. Auf Kommando schauen diese alle auf, wäh-

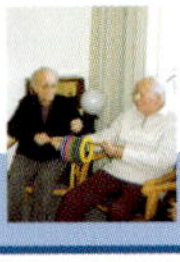
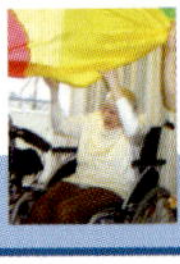
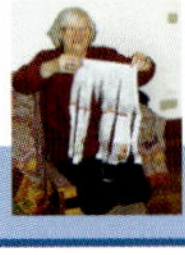

rend die Teilnehmerinnen der anderen Gruppe, die den Plumpsack hat, ihre Hände hinter dem Rücken verstecken. Wer hat den Plumpsack?

Treffball

Material: Ein großer Weichgummiball oder ein Wasserball, pro Spielerin ein Tennisball.

Die Teilnehmerinnen sitzen sich in zwei Reihen, die weit auseinander liegen, gegenüber. In der Mitte liegt der dicke Ball auf dem Boden. Auf Kommando werfen die Teilnehmerinnen ihre Tennisbälle und versuchen, den Ball auf die Seite der anderen Gruppe zu rollen. Sie (oder mobile Teilnehmerinnen) holen die Tennisbälle wieder und verteilen sie erneut. Dann wird auf Kommando wieder geworfen. Welche Seite schafft es zuerst, den dicken Ball auf die andere Seite zu befördern?

Werfen und Fangen

Material: Ein weicher Ball (Softball oder Wasserball).

Sie stehen in der Mitte des Stuhlkreises und werfen den Teilnehmerinnen den Ball der Reihe nach zu. Diese werfen zurück.

Variationen:
- Die Teilnehmerinnen sitzen mit verschränkten Armen und dürfen sie nur zum Fangen lösen.
- Mobile Teilnehmerinnen übernehmen zeitweilig die Position in der Mitte des Kreises.
- Sie werfen den Ball den Teilnehmerinnen blitzschnell, aber in willkürlicher Folge (auch mit Umdrehen) zu.
- Sie stehen in der Mitte und prellen den Ball schräg auf den Boden, sodass er beim Gegenüber landen kann. Die Fängerin wirft zurück.
- Kann jemand auch zurückprellen?
- Die Teilnehmerinnen werfen sich gegenseitig den Ball zu.

Karussell

Material: Verschiedene Gegenstände zum Weitergeben.

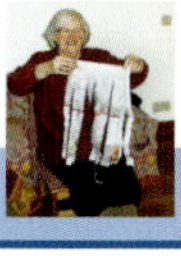

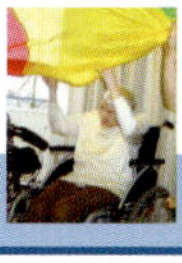

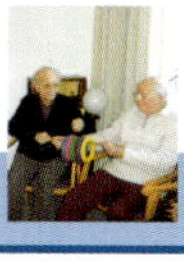

Es werden verschiedene Gegenstände verteilt (höchstens jede zweite Teilnehmerin hat einen Gegenstand). Auf Kommando werden sie reihum nach rechts weitergegeben.

Variationen:
- Die Richtung wechseln.
- Die Richtung mehrmals auf jeweils vorher ausgemachte Signale hin wechseln, z. B. „stopp – blau“ heißt: nach links, „stopp – rot“ heißt: nach rechts (man kann auch mehrmals hintereinander die gleichen Farbkommandos geben).
- Mit einem oder zwei Gegenständen beginnen und zusätzlich immer mehr (auch verschiedene) Gegenstände mit einbringen.

Wasser – Feuer – Wind

Material: Keines.

Sie geben jeweils eine Bewegung zu den drei Begriffen vor, die die Gruppe möglichst schnell ausführen soll:

Wasser: Das Wasser steigt, die Füße müssen hochgehoben werden, damit sie nicht nass werden.
Feuer: Mit der Hand ausfächeln (rechte Hand, linke Hand oder beide).
Wind: Die Arme werden hochgehoben und wiegen sich wie Bäume im Wind.

Variationen:
- Es werden andere Begriffe benannt und Bewegungen dazu gemeinsam erfunden, beispielsweise:

Sonne: Die Arme (pantomimisch) mit Sonnencreme eincremen.
Frost: Frieren und sich auf dem Stuhl ganz klein machen.
See: Schwimmbewegungen.

Die Spielleiterin bindet die Begriffe in eine Geschichte ein. Wenn die Teilnehmerinnen die Begriffe hören, führen sie die zugehörige Bewegung aus. Beispiel: „Gestern schien die Sonne. Es war ganz warm. Wir wollten gerne an einen See gehen. Aber als wir aus dem Haus kamen, merkten wir, dass wir uns getäuscht hatten. Die Sonne schien nur hinter den Fensterscheiben so warm, dass wir an den See gehen wollten. In Wirklichkeit herrschte draußen strenger Frost.“

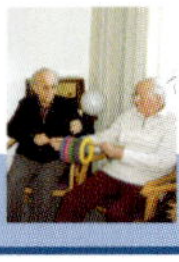
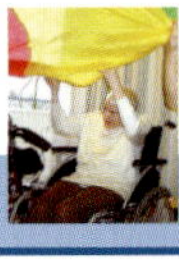
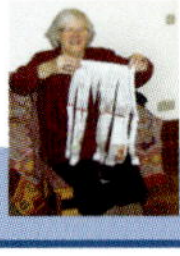

Kegeln

Material: Ein Kegelspiel aus Plastik (erhältlich in Spielwarenabteilungen).

In der Mitte des Stuhlkreises wird das Kegelspiel aufgebaut, für jede Teilnehmerin neu. Jede Teilnehmerin rollt den Ball und wirft die Kegel um. Sie erhält den Ball wieder, bis alle Kegel umgefallen sind.

> *Variation:*
> Jede Teilnehmerin erhält drei Bälle. Wie viele Kegel stehen danach noch?

Den Ball treiben

Material: Eine Zauberschnur oder ein anderes längeres Seil, mindestens halb so viele Softbälle wie Teilnehmerinnen.

Mit der Schnur wird der Innenraum des Stuhlkreises halbiert (Schnur am Stuhlbein direkt über dem Boden festbinden). Dadurch entstehen zwei Mannschaften. Die Bälle liegen im Kreis. Die Mannschaften versuchen, die Bälle mit dem Fuß in die gegnerische Kreishälfte zu befördern. Nach einer Minute (je nach Belastbarkeit der Gruppe auch mehr) wird gezählt, auf welcher Seite sich mehr Bälle befinden.

> ***Vorsicht:*** Im Eifer des Gefechts treten manche Teilnehmerinnen die Bälle zu fest und zu hoch.

Hockey

Material: Ein Sandsäckchen, pro Teilnehmerin ein Gymnastikstab.

Die Teilnehmerinnen sitzen im Stuhlkreis, jede hält einen Gymnastikstab in der Hand. Das Sandsäckchen liegt auf dem Boden und wird mit den Stäben hin- und hergeschoben.

> *Variationen:*
> - Zwischen den vorderen Stuhlbeinen jeder Teilnehmerin befindet sich das Tor. Das Sandsäckchen muss jeweils in die Tore geschoben werden.

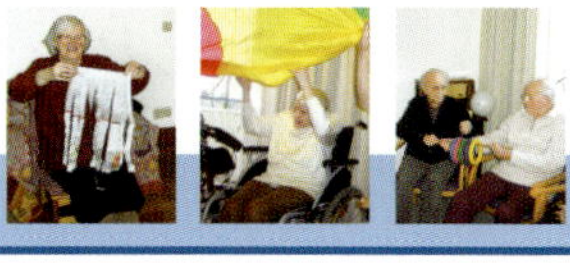

- Man spielt mit zwei Mannschaften: Ein in Sitzhöhe gespanntes Seil (Zauberschnur, die an die vorderen Stuhlbeine gebunden ist) teilt die Kreisfläche in zwei markierte Halbkreise (eventuell zwischen ihnen je ein leerer Stuhl). Jede Teilnehmerin hat ein Sandsäckchen. Auf Kommando werden alle Sandsäckchen losgeschoben. Wer schafft es bis auf die andere Seite? Wenn alle geschoben haben, wird gezählt, wie viele Säckchen auf jeder Seite liegen.
- In mobilen Gruppen: Die Teilnehmerinnen gehen durcheinander, jede schiebt ein Sandsäckchen am Boden vor sich her. Wer kann der anderen ihr Säckchen wegschieben und ihr eigenes verteidigen?

Tücherraub

Material: Pro Teilnehmerin ein Tuch.

Die Teilnehmerinnen haben auf ihrem Schoß ein Tuch ausgebreitet. Sie stehen in der Mitte und versuchen, die Tücher wegzunehmen. Wer kann sein Tuch schnell festhalten?

Variation:
Sie täuschen zwischendurch an, als wollten Sie ein Tuch wegnehmen. Wer hält sein Tuch fest, auch wenn es gar nicht weggenommen werden sollte?

Geschicklichkeitsspiele

Material: Ein Stab, mehrere Tennisringe.

Die Tennisringe werden auf den Stab gefädelt. Die Teilnehmerinnen geben den Stab weiter.

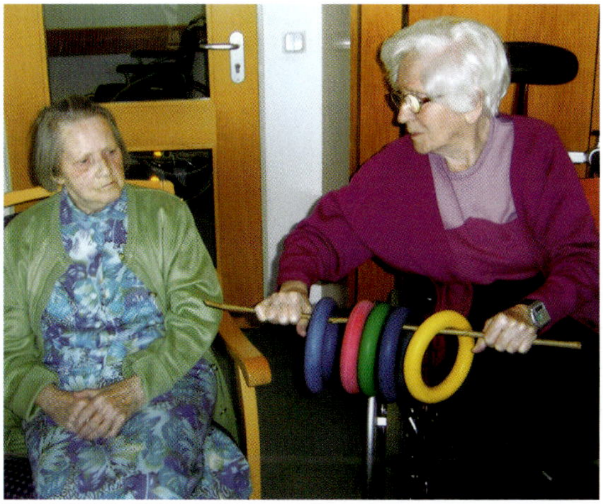

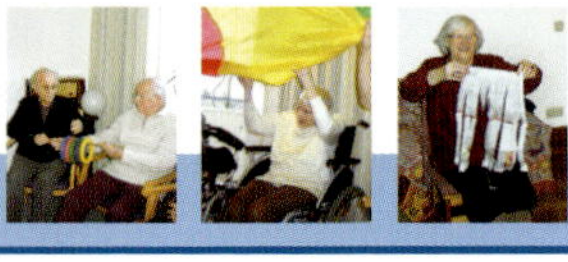

Material: Ein Bierdeckel, ein Flaschenkorken.

Die Teilnehmerinnen geben den Bierdeckel, auf dem der Flaschenkorken steht, reihum.

Material: Eine leere Hülle einer Streichholzschachtel.

Die Streichholzschachtelhülle wird auf den Zeigefinger einer Hand gespießt und so weitergegeben. Die Nachbarin übernimmt wieder mit dem Zeigefinger und gibt die Streichholzschachtel weiter.

Material: Ein großer Löffel, ein Tennisball.

Die Teilnehmerinnen geben den Löffel mit dem Tennisball reihum.

Tipp:
Viele dieser Spiele können auch von Menschen mit Halbseitenlähmung mitgespielt werden, weil man dafür nur eine Hand braucht.

Je nach Gruppe kann man auch mehrere Exemplare des Spielmaterials einbringen (zwei oder mehr Teller, Bierdeckel u. Ä.).

Würfeln

Material: Ein großer Schaumstoffwürfel.

Mit den Teilnehmerinnen zusammen werden verschiedene Bewegungsformen festgelegt (bis zu sechs verschiedene) und dann reihum der Würfel in die Mitte des Kreises geworfen. Die Teilnehmerinnen führen die Bewegung aus, die zu der Zahl gehört, die der Würfel zeigt.

Variationen:
- Bei geraden Zahlen: Marschieren auf der Stelle; bei ungeraden Zahlen: Klatschen in die Hände.
- Weitere Spielideen finden sich in dem Kapitel über Alltagsmaterialien, in dem gezeigt wird, wie man mit diesen Materialien auch spielen kann.

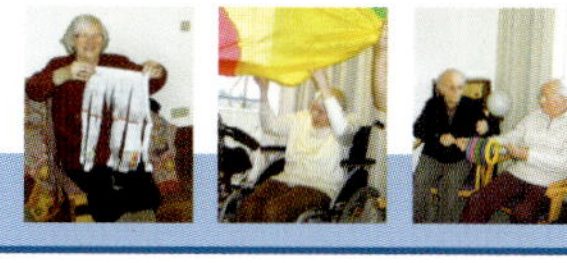

4 Beweglichkeit: Gymnastik

4.1 Grundprinzipien

Eine wesentliche Aufgabe in der Bewegungsarbeit mit alten Menschen liegt in der funktionellen Arbeit. Nur die Erhaltung des Instruments der Bewegung kann dazu beitragen, dass der Körper auch in seiner instrumentellen Dimension zur Verfügung steht, dass man also auch weiterhin das tun kann, was man will.

Der Alterungsprozess umfasst immer den ganzen Halte-, Stütz- und Bewegungsapparat und im Verlauf der Alterungsprozesse verändern sich allmählich einzelne oder gar alle Bewegungsfunktionen, aber es liegt mit an uns, ob dieser Prozess schnell oder langsam verläuft, ob er alle Bereiche erfasst oder wenige – im schlimmsten Fall enden die Prozesse in Bewegungslosigkeit. Funktionen, die nicht gebraucht werden, verkümmern – das gilt auch für den Bewegungsapparat.

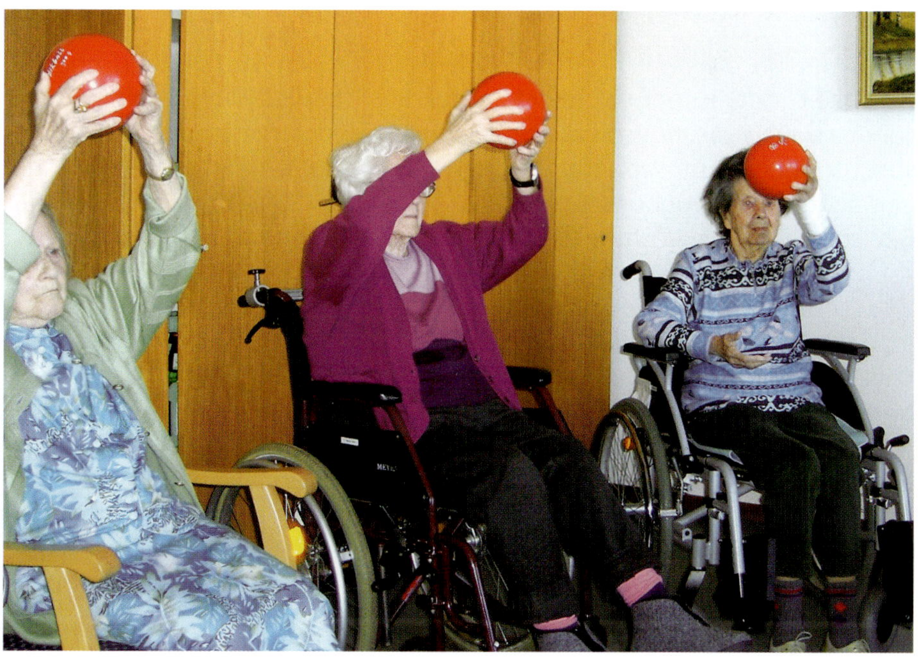

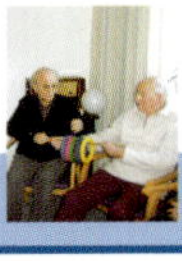
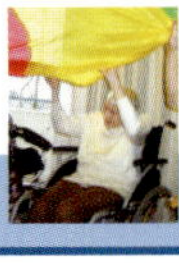
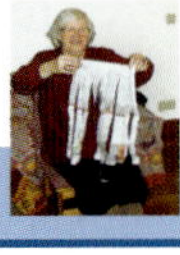

Das tägliche Leben wird zudem häufig noch erschwert, weil zum natürlichen Alterungsprozess oft noch Krankheitsprozesse hinzukommen, die ihre Auswirkungen auf den Organismus und die Beweglichkeit haben.

Das Prinzip der funktionalen Gymnastik muss sein, den Menschen alltägliche Gebrauchsbewegungen (wieder) zu ermöglichen. Gezielte Übungen tragen dazu bei, dass ein Bewegungsmangel nicht weiter in die Bewegungslosigkeit führt. Die normalen, altersbedingten Bewegungseinschränkungen sollen sich nicht weiter ausbreiten, als es unumgänglich ist. Es geht zum einen darum zu erhalten, was durch Übung erhalten werden kann und zum anderen darum, drohende Auswirkungen auf den Alltag zu mildern, wenn Behinderungen eingetreten sind.

So kann man sich beispielsweise einen alten Mann vorstellen, der seinen täglichen Spaziergang nicht aufgibt, auch wenn die Strecken allmählich immer kürzer werden und die Beschwerden der Beine immer mehr zunehmen. Im Vergleich dazu kann man sich einen (von der Anzahl der gelebten Jahre) etwa gleichaltrigen Mann vorstellen, der seine Tage im Sessel vor dem Fernseher sitzend verbringt und irgendwann die größten Schwierigkeiten haben wird, den Flur zum Bad ohne größere Anstrengung zu überwinden.

Nicht nur die Beweglichkeit der Gelenke, Muskeln und Sehnen und die Festigkeit der Knochen leidet unter der Bewegungseinschränkung, sondern auch die Koordinationsfähigkeit, die das fließende Zusammenspiel des Bewegungsapparats steuert. Der Mensch ist auf Bewegung hin angelegt, er ist geboren, sich zu bewegen. Und entsprechend der Bewegung, die sie ausführen, bilden sich die Organe und Körperteile aus.

Wie schnell solche Prozesse verlaufen und wie umfassend sie sind, lässt sich an dem (Extrem-) Beispiel des gebrochenen Beins verdeutlichen: Wenn ein Bein mehrere Wochen in Gips liegt, reduziert sich die Muskelkraft und die Muskelmasse am Bein erheblich, kann aber allmählich wieder aufgebaut werden. Oder ein Mensch, der längere Zeit liegen muss, hat Schwierigkeiten, wieder die aufrechte Haltung und das Gehen zu lernen.

Auch jungen Menschen fallen solche Leistungen zunächst schwer. Um wie vieles schwerer muss es dann alten Menschen fallen, wenn die Anpassungsfähigkeit des Körpers nachgelassen hat und sie zu längerer Bettlägerigkeit gezwungen sind.

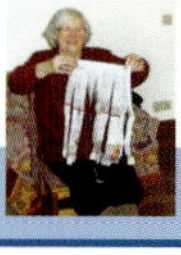
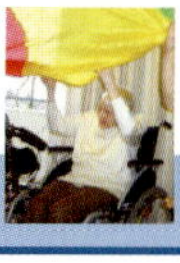
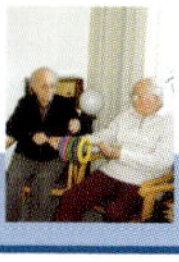

4.2 Koordination

Koordination, also das Zusammenwirken von Zentralnervensystem und Muskulatur, ist eine Bedingung, sich bewegen zu können. Vereinfacht gesagt kommt eine Bewegung folgendermaßen zu Stande: Die Sinnesorgane nehmen einen Reiz von außen oder innen wahr. Nehmen wir das Beispiel des Trinkens: Ein Glas steht auf dem Tisch, die Augen sehen es, die inneren Sender melden: „Ich bin durstig." Diese Signale werden an das Gehirn gemeldet und dort wird ein Handlungsplan erstellt: „Greife das Glas und trink." Dann geht vom Gehirn ein Impuls aus, der von den Nerven weitergeleitet wird, zu den Muskeln, die möglichst präzise und mit möglichst geringem Kraftaufwand den angestrebten Bewegungsablauf umsetzen. Dieser Prozess wird bewertet (War er erfolgreich? Habe ich richtig „gezielt"? Stimmte der eingesetzte Kraftaufwand?) und wird dann wieder gespeichert.

Störungen in einem oder mehreren dieser Bereiche durch Krankheit, Unfall oder durch nachlassende Leistungsfähigkeit (z. B. durch Nachlassen der Sinnesleistungen, Nervenentzündungen, hirnorganische Veränderungen, Muskelverletzungen, Muskelschwund, Schlaganfall u. Ä.) wirken sich aus und der koordinierte Bewegungsablauf ist gestört. Das führt häufig zu noch weiterer Bewegungseinschränkung. Aber nach dem biologischen Funktionsgesetz verkümmern eben alle ungeübten Bewegungsabläufe und damit auch die, die eigentlich noch nicht durch Krankheit geschädigt sind.

4.3 Alltagsverhalten

Aber es sind nicht nur krankheitsbedingte Auswirkungen, die sich in der Bewegungsfähigkeit niederschlagen, sondern auch ganz viele alltagsbedingte Verhaltensweisen, die sich auswirken. Wie schon gesagt, der Mensch ist auf Bewegung angelegt, aber vor allem in späteren Jahren bewegt er sich zu wenig – stattdessen sitzt er viel zu viel. Die Auswirkungen auf einen alten Organismus sind gravierend. Was ein junger Mensch durch die wirksame Elastizität des Gewebes ad hoc kompensiert, kann bei einem alten Menschen nicht mehr sofort ausgeglichen werden und führt bei andauernder Einwirkung zu Veränderungen. Muskeln verlieren ihre Kraft, Gelenke versteifen allmählich, wenn sie nicht mehr bewegt werden und Organe schrumpfen, wenn sie räumlich beengt sind und nur noch

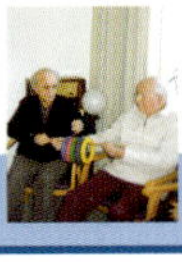
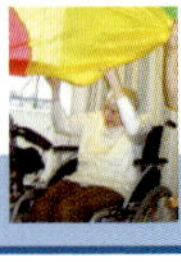
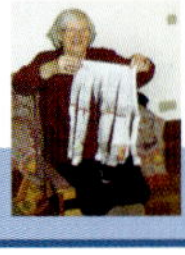

eingeschränkt arbeiten müssen. Viele der diffusen Beschwerden, über die alte Menschen häufig klagen, sind nicht nur die Ursache, sondern viel eher die Folge solcher funktioneller Störungen. Ein wahrer Teufelskreis: Eine fortschreitende Versteifung des Gelenks beispielsweise verursacht Schmerzen bei der Bewegung. Das führt dazu, dass das Gelenk ruhig gehalten wird, obwohl es dringend erforderlich wäre, dass auch das Gelenk mit chronischer Arthritis – dosiert – bewegt wird, um der völligen Versteifung entgegenzuwirken. Weil aber zudem sich ein Funktionsausfall nicht nur auf ein Gebiet beschränkt, sondern auch noch andere Gebiete mit einbezieht (keine Bewegung kann nur mit einem einzigen Gelenk und einem einzigen Muskelpaar ausgeführt werden), wird eine ganze Bewegungskette gefährdet. Das Ende ist wieder drohende Bewegungslosigkeit.

Eine besondere Gefährdung des alten Bewegungsapparats liegt in der Angewohnheit, lange in bequemen Sesseln zu sitzen, ohne für den notwendigen Ausgleich zu sorgen. Sehen wir uns einmal an, welche Auswirkungen auf den Organismus festzustellen sind:

1) Die Fuß-, Knie- und Hüftgelenke sind (mindestens) rechtwinkelig gebeugt und verharren in dieser Stellung, die Fuß- und Beinmuskeln sind mangels Betätigung schlecht durchblutet, die Muskulatur bekommt keinen Anreiz für eine Kräftigung.

2) Die ständige Beugestellung der Hüften überdehnt die großen Gesäßmuskeln. Durch die ständige Untätigkeit erhalten sie keine Reize und erschlaffen allmählich.

3) Die Bauchmuskulatur verkürzt sich und erschlafft.

4) Der Abstand zwischen Thorax und Becken verschwindet, weil der Rumpf immer mehr zusammensackt. Dadurch können sich Ober- und Unterkörper nicht mehr gegeneinander oder getrennt voneinander bewegen.

5) Die ständig gebeugte Haltung zieht eine Folge von Veränderungen nach sich: Die Wirbelsäule biegt sich, dadurch stoßen die vorderen Abschnitte der einzelnen Wirbel und die Zwischenwirbelscheiben aneinander und sind einem Dauerdruck ausgesetzt. Sie verformen sich allmählich und verknöchern. Die Rückenmuskulatur wird überdehnt

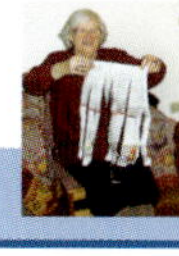
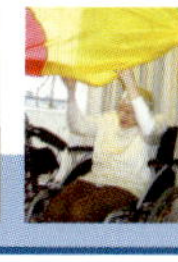
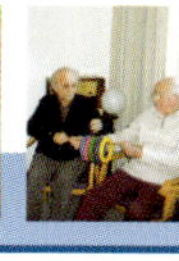

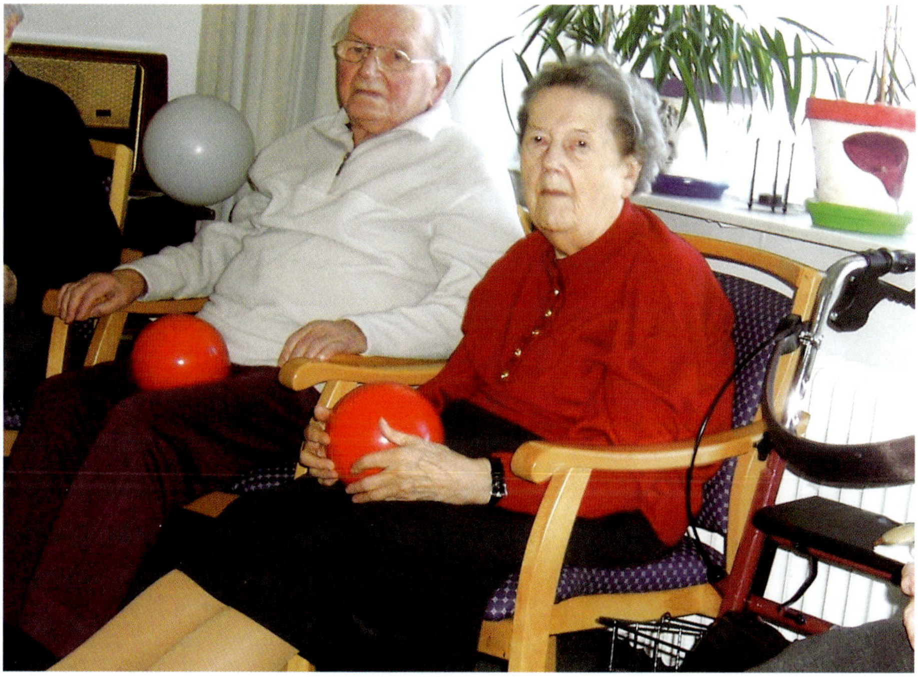

und wird durch die Untätigkeit schwach. Brust- und Bauchinnenraum sind eingeengt, was sich ungünstig auf die inneren Organe auswirkt (z. B. braucht eine gut funktionierende Darmtätigkeit die Impulse, die von den Bewegungen ausgehen, braucht eine vertiefte Atmung und bessere Sauerstoffversorgung einen Brustraum, der sich ausdehnen kann, um der Lunge Raum zu geben).

6) Durch den gerundeten Rücken wird die Halswirbelsäule nach hinten angeknickt, sodass die Gefäße, die den Kopf mit Blut versorgen, teils überdehnt, teils gequetscht werden und die optimale Blutversorgung des Gehirns nicht mehr gewährleistet ist.

7) Die Arme liegen dicht am Körper und reduzieren die Bewegungen der Schultergelenke. Dadurch werden die Finger, Hände und Arme schlechter durchblutet.

Diese ständigen äußeren Einwirkungen treffen zusammen mit den biologischen Alterungsprozessen – auch abgesehen von psychischen Einflüssen – und zeigen ihre Auswirkungen. Und denen wollen wir entgegenwirken.

4.4 Das Programm

So geht es in der funktionalen Gymnastik mit Hochbetagten vor allem darum, Alltagsbewegungen zu ermöglichen. Ausgangspunkt der Übungen muss die Überlegung sein, welche Bewegungen der Mensch in seinem Alltag braucht, um zurechtzukommen. Ziel muss sein, diese Bewegungen zu ermöglichen – auch unter eingeschränkten Bedingungen.

Sehen wir uns einmal an, welche Bewegungen der Mensch braucht. Diese Bewegungen werden dann in der Gymnastik bewusst gemacht und geübt, damit sie für den Alltag zur Verfügung stehen.

Drehen des Kopfes

Zur eigenen Sicherheit setzt jeder Mensch automatisch immer die Blickkontrolle ein, bevor er etwas tut (sich hinsetzen, sich im Raum orientieren, das Zimmer verlassen und den Flur entlanggehen usw.). Dies geschieht weit gehend unbewusst und setzt (neben einem Mindestmaß an Sehfähigkeit) voraus, dass der Mensch in der Lage ist, seinen Kopf zu drehen. Es ist äußerst unwahrscheinlich, dass nur die Augen oder nur der gesamte Oberkörper die Drehbewegungen machen können. (Man denke nur einmal an die Einschränkungen, die wir verspüren, wenn wir uns den Hals verrenkt haben.) Diese Drehfähigkeit des Kopfes muss erhalten bleiben.

Übungsbeispiele
Ausgangsstellung: Bequem sitzen, den Rücken möglichst aufgerichtet, die Füße stehen fest auf dem Boden.

- So weit wie möglich zum linken und zum rechten Nachbarn schauen.
- Den rechten Arm nach vorne hochheben und die Hand anschauen. Den Arm zur Seite führen und weiterhin die Hand anschauen. Den Arm wieder zurückführen und absenken. Gegengleich.
- Den Kopf nach unten drehen und über die linke und rechte Schulter schauen.
- Die Finger ineinander verschränken und beide Arme so heben. Links und rechts neben dem Oberarm vorbei nach vorne schauen.
- Der Zeigefinger der linken Hand geht an die rechte Seite der Nase und dreht diese sanft nach links. Gegengleich.

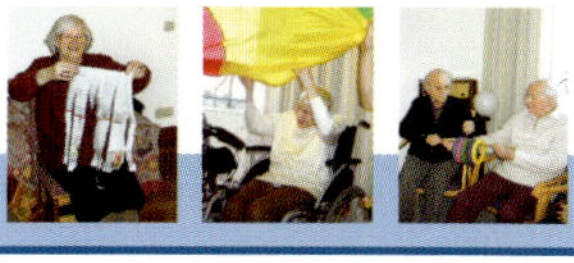

Seitneigen des Kopfes

Auch beim erwachsenen Menschen wird eine Reflexkette in Gang gesetzt, die einem Fall entgegenwirkt: Wenn ein Mensch zu fallen droht, neigt sich der Kopf der Fallrichtung entgegen und bringt dadurch die Körperlängsachse wieder in die Senkrechte. Ausgelöst wird dieser Reflex durch die plötzliche Seitneigung des Kopfes, wenn der Mensch beispielsweise plötzlich stolpert und der Körper aus seiner Senkrechten gerät. Voraussetzung für diese Seitneigung ist allerdings die Funktionstüchtigkeit der Halswirbelsäule und der dazugehörigen Muskulatur. Leider ist gerade dieser Bereich mangels Übung besonders wenig ausgeprägt, obwohl doch Stürze im hohen Alter weit reichende Folgen haben. Wir müssen also besonderes Augenmerk auf die Übungen zur Erhaltung der Neigungsfähigkeit der Halsmuskulatur legen, wenn wir verhindern wollen, dass diese der Sicherheit dienende Fähigkeit nicht noch weiter verkümmert.

Übungsbeispiele
Ausgangsstellung: Frei sitzen.

- Handflächen aneinander legen. Beide Hände rechts neben das Ohr legen und wie beim Einschlafen das rechte Ohr auf den obere Handrücken legen. Gegengleich.
- Linke Hand auf die rechte Schulter legen. Das rechte Ohr auf den Handrücken legen, aber dabei geradeaus schauen. Nicht die Schulter hochziehen. Gegengleich.
- Die Arme hängen lassen. Das linke Ohr neigt sich der linken Schulter zu, ohne dass das Gesicht gedreht wird. Gleichzeitig zieht die rechte Hand ein wenig zum Boden. Gegengleich.
- Mit den Fingerspitzen der linken Hand das obere linke Schulterblatt anfassen, gleichzeitig mit dem Kopf nach rechts ausweichen. Aber nicht durch Drehen, sondern durch Seitneigen.
- Mit dem Ohrläppchen die Schulter wischen. Rechts und links.

Schulter-Arm-Gelenk

Es ist nicht mehr von großer Bedeutung, ob ein alter Mensch seine Arme bis in die endgradige Position heben kann, aber es ist sehr wohl von Bedeutung, ob er den Arm noch so weit nach hinten bringen kann, dass er im Rücken in der Kreuzgegend etwas fassen und halten kann

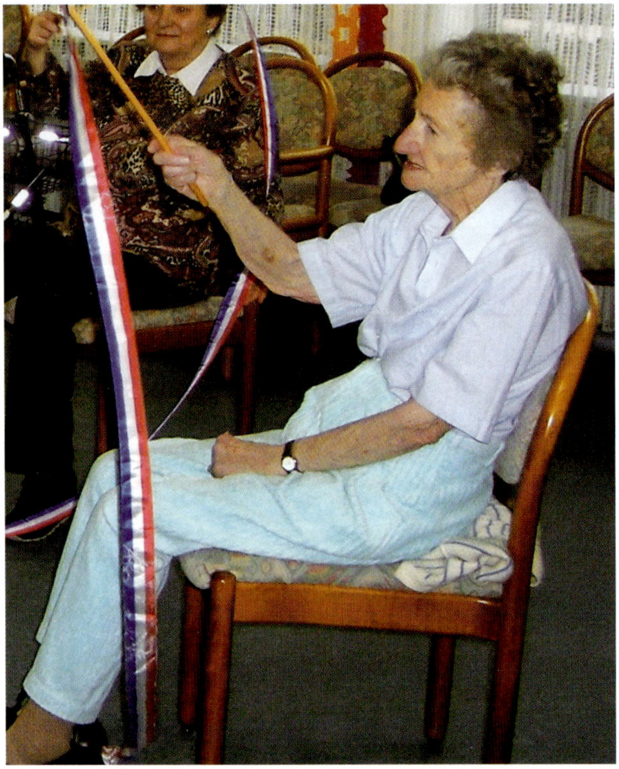

oder ob er noch seine Arme so weit heben kann, dass er sein Nachthemd allein ausziehen kann. Verantwortlich für diese Art der Beweglichkeit ist vor allem das Schulter-Arm-Gelenk, das nur im Zusammenwirken von einer Vielzahl verschiedener Gelenkbewegungen und Muskelgruppen einen großen Spielraum hat. Aber gerade in diesem Bereich nutzen die alten Menschen ihre Bewegungsmöglichkeiten zunehmend weniger – und je weniger sie genutzt werden, umso schneller werden sie nicht mehr möglich sein. Dazu stellen sich, auch wenn keine krankheitsbedingten Beschwerden hinzukommen, Steifigkeit und diffuse Schmerzen ein, die zur weiteren Bewegungslosigkeit führen. Auch hier gilt wieder das Gleiche: Nicht die Bewegungsübungen verursachen die Schmerzen, sondern das Fehlen von Bewegungen.

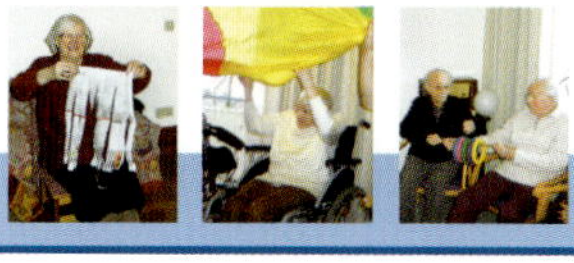

Übungsbeispiele

Ausgangsstellung: Gerade sitzen, Füße fest auf dem Boden.

- Von der Lehne abrücken. Die linke Hand vorne am Körper vorbei auf die rechte Hüfte legen. Dann wieder zurücknehmen und hinten am Rücken vorbei auf die linke Hüfte legen. Gegengleich.
- Beide Ellbogen gebeugt hochnehmen und in Kinnhöhe zusammenführen. Arme wieder öffnen und zurück in die Ausgangsstellung.
- Arme vor der Brust kreuzen, wieder lösen und hinter dem Rücken kreuzen.
- Mit den Fingerspitzen der linken Hand zur rechten Ecke der Stuhllehne streben. Gegengleich.
- Beide Arme ausstrecken. Sie umfassen ein imaginäres großes Steuerrad und drehen es einmal links-, einmal rechtsherum.

Den Rücken strecken

Ein krumm gewordener Rücken ist leider sehr häufig zu sehen – und doch ist er oft nicht eine natürliche Alterserscheinung, sondern die Folge von falschen Gewohnheiten. Ständige Fehlhaltungen führen irgendwann zu einem verknöcherten Befund, der kaum oder nicht mehr zu ändern ist. Ein krummer Rücken wird oft von diffusen Schmerzen begleitet und die Muskulatur und das Haltungsgefühl ist sehr wenig ausgeprägt. Bei einer eingesunkenen Haltung ist die Kommunikation eingeschränkt und der Zugang zur Welt erschwert. Nicht umsonst spricht man von dem engen Zusammenhang zwischen körperlicher und psychischer Haltung.

Wir müssen in unserer Bewegungsarbeit immer wieder darauf hinwirken, dass zumindest kurzzeitig der Rücken aufgerichtet wird. Auch wenn sich ein durch die Einwirkungen langer Jahre verkrümmter Rücke nicht mehr voll strecken lässt, ist es erstaunlich, dass er sich doch immer noch etwas mehr als die Teilnehmerinnen denken, aufrichten lässt. Die Rückenmuskulatur muss gestärkt werden und die Teilnehmerinnen können das Gefühl für die aufgerichtete Haltung im Rücken wieder spüren. Gerade dieses Gefühl für den Rücken ist häufig verloren gegangen, wird aber dann, wenn es (wieder) geweckt wird, öfter in den Alltag einfließen. Gerade wenn der eigene Rücken eher mit Schmerzen verbunden ist als mit angenehmen Gefühlen und Berührungen insgesamt sehr selten geworden sind, sind Bewusstmachungs- und Kräftigungsübungen für den Rücken notwendig.

Als Leiterin haben Sie auch die Aufgabe, diese Zusammenhänge bewusst zu machen und zu üben.

Oft ist es hilfreich, wenn Sie mit Ihren eigenen Händen Ausstreichungen über den Rücken machen oder Ihre Hände mit sanftem Druck auf den Rücken auflegen, damit die Teilnehmerinnen merken, um welchen Körperteil es geht.

Übungsbeispiele
Ausgangsstellung: Auf der ganzen Sitzfläche sitzen, die Füße fest am Boden.

- Die Hände zur Faust machen und sie langsam Richtung Decke strecken. Der Oberkörper geht weg von der Lehne, der Rücken richtet sich auf. Die Blickrichtung bleibt geradeaus.

- Die Arme verschränken und auf die Knie stützen. Die Arme bleiben in dieser Haltung, langsam aufrichten, den Rücken strecken, die Arme vorne hochführen und unter den gekreuzten Armen nach vorne durchschauen. Mit geradem Rücken an die Lehne zurücklehnen, Arme absenken.

- Mit beiden Händen ein Knie umfassen und anheben, Rücken runden und Kopf und Knie sich annähern. Dann Knie oben halten, aber Schultern zurücknehmen, den Rücken gerade machen und Arme strecken.
- Hände im Schoß ineinander legen, langsam vorne hochheben, erst in Kinnhöhe, dabei Ellbogen nach außen, dann über den Kopf, dort kreisen sie umeinander, der Rücken ist aufgerichtet, der Blick geradeaus. Wieder absenken.

- Beide Hände umfassen seitlich die Sitzfläche. Den Rücken strecken und so tun, als wollte man den Stuhl und sich selbst hochheben.

Bauchmuskulatur

Die Bauchmuskulatur besteht – vereinfacht gesagt – aus zwei verschiedenen Muskelsträngen mit unterschiedlichen Aufgaben. Die gerade Bauchmuskulatur ist im Wesentlichen dafür verantwortlich, dass die Beine nach vorne angehoben werden und dass das Becken aus einer

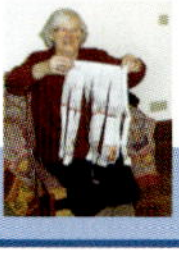

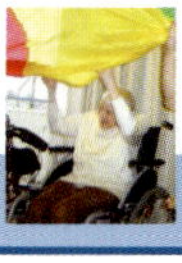

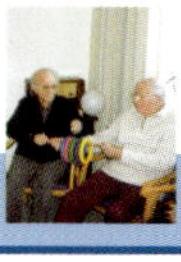

nach vorne gekippten Stellung aufgerichtet wird. Die Übungsmöglichkeiten für die gerade Bauchmuskulatur sind im Sitzen nicht besonders vielfältig, die effektivere Trainingsposition ist einfach die Rückenlage. Da dies aber aus gegebenen Gründen nicht möglich ist, behelfen wir uns mit einigen Übungen im Sitzen.

Die schräge Bauchmuskulatur trägt hauptsächlich dazu bei, dass sich Ober- und Unterkörper gegeneinander drehen können. Gerade diese Drehfähigkeit ist zwar für fast alle Alltagsbewegungen nötig, aber die körperlichen Veränderungen im Alter (Zusammensinken des Rumpfes, Verkürzen des Taillenzwischenraums usw.) erschweren diese Körperdrehungen. Von daher müssen wir sie in der Bewegungsarbeit auch immer wieder üben.

Insgesamt stützt die Rumpfmuskulatur (Rücken- und Bauchmuskeln) die Wirbelsäule und trägt zur aufrechten Haltung bei. Gerade das häufige Sitzen und die fehlenden Bewegungsreize für die Bauchmuskulatur führen leider zu einer Erschlaffung der Bauchdecke, sodass solche Übungen immer wieder in unser Programm aufgenommen werden müssen.

Übungsbeispiele für die geraden Bauchmuskeln
Ausgangsstellung: Auf der vorderen Stuhlhälfte sitzen, Füße fest am Boden.

- Arme in den Schoß legen. So tun, als ob man eine hohe Leiter hinaufsteigen wolle, dann wieder hinab.

- Mit geradem Rücken anlehnen. Mithilfe der Hände erst das eine, dann das andere Knie dazu anheben und dort oben lassen. Die Hände lösen und schnell in die Hände klatschen, dann wieder die Knie umfassen und absenken.

- Mit geradem Rücken anlehnen. Ein Bein nach vorne ausstrecken und möglichst weit oben halten. Nach einigen Sekunden Beinwechsel.
- Mit geradem Rücken anlehnen. Beide Beine nach vorn ausstrecken, auf die Fersen stellen. Beide Beine heben, öffnen, schließen und wieder auf die Fersen stellen (eventuell auch ohne Bodenkontakt).

- Rechten Arm vorstrecken und halten. Mit dem rechten gestreckten Bein versuchen, ihn zu berühren.

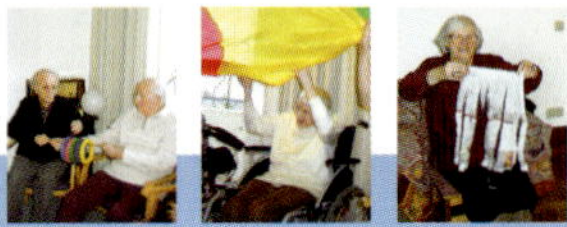

Übungsbeispiele für die Drehbeweglichkeit
Ausgangsstellung: Gerade sitzen, Füße sehr fest am Boden.

- Beide Hände fassen die Sitzfläche auf der rechten Seite. Lösen, aufrichten und beide Hände fassen auf der linken Seite.
- Die linke Hand umfasst das linke vordere Stuhlbein. Der rechte Arm hängt rechts neben dem Körper. Dann mit Schwung die rechte Hand auf den linken Handrücken legen. Gegengleich.
- Einen gedachten Korb links neben dem Stuhl mit beiden Händen greifen, um sich herum heben und auf der rechten Seite wieder abstellen.
- Aus einem gedachten Wäschekorb, der auf der rechten Seite vor den Füßen auf dem Boden steht, ein Wäschestück herausnehmen, in der Mitte aufhängen und es – getrocknet – wieder in einen Korb, der links vor den Füßen auf dem Boden steht, zurücklegen.
- Rechte Hand fasst an das rechte hintere Stuhlbein. Lösen, aufrichten und im Halbkreis an das linke Schienbein (oder Knie) bringen. Gegengleich.

Hüftgelenk

Die Statik des Menschen, die das Aufrichten ermöglicht, bedarf auch eines funktionierenden Hüftgelenks, damit bei ausreichender Kraft der Beine der Oberkörper aufgerichtet und senkrecht gehalten werden kann. Alte Menschen können ihre Hüft- und Kniegelenke häufig nicht mehr voll strecken, auch wenn keine krankheitsbedingten Veränderungen des Skeletts vorliegen. Die Streckmuskulatur ist durch das häufige Sitzen abgeschwächt und degeneriert, während die Beugemuskeln überdehnt sind und zu wenig ihrer Funktion entsprechend gebraucht werden. Schon eingetretene degenerative Veränderungen an Muskeln und Gelenken können wir in der Bewegungsarbeit nicht heilen, aber wir können der Hüft- und Kniemuskulatur immer wieder Übungsreize setzen.

Übungsbeispiele
Ausgangsstellung: Aufrecht sitzen, Füße besonders fest am Boden.

- Das rechte Knie etwas nach vorn schieben, halten und locker lassen. Dann das linke Knie.
- Auf der Sitzfläche so weit nach rechts rutschen, dass die rechte Gesäßhälfte frei schwebt. Nun das rechte Bein neben dem Stuhl nach hinten strecken. Gegengleich.

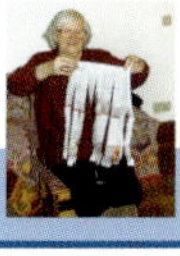
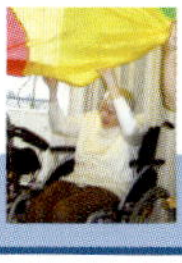
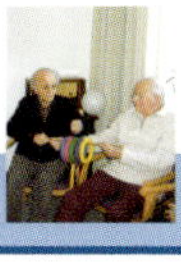

- Hinter dem Stuhl stehen und mit der linken Hand an der Lehne festhalten. Das rechte Knie hochheben, zur Seite drehen und abstellen. Von dort wieder hochheben, zur Mitte drehen und abstellen. Gegengleich.
- Seitlich hinter dem Stuhl stehen und mit einer Hand festhalten. Mit dem dem Stuhl abgewandten Bein einen Kreis beschreiben.
- Hinter dem Stuhl stehen, die Unterarme stützen sich fest auf die Stuhllehne, der Oberkörper ist dadurch nach vorne gebeugt. Ein Bein möglichst gestreckt nach hinten hochheben und wieder absetzen. Gegengleich.

Füße

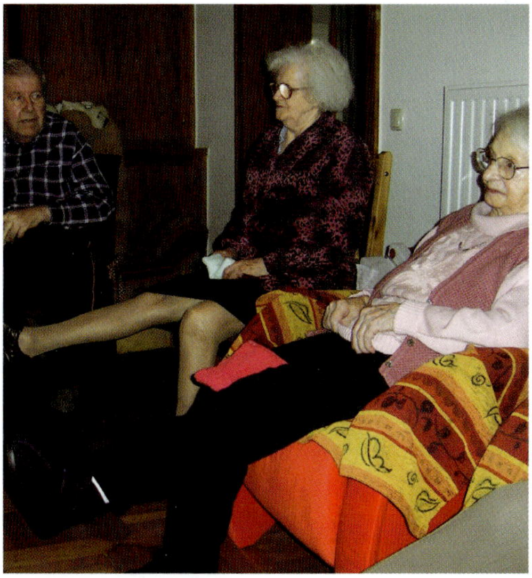

Der Fuß ist das Körperteil, das am meisten belastet ist, weil er das gesamte Körpergewicht tragen muss. Der gesunde und junge Fuß ist anatomisch auch für diese Aufgabe ausgerichtet und mit stützenden Bändern und haltgebenden Muskeln äußerst flexibel und doch fest ausgestattet. Aber im Verlauf des Lebens führen Fehlstellungen, Fußschwächen oder falsche und zu viele Belastungen (auch die Mode ist nicht ganz unschuldig an vielen deformierten Füßen) häufig zu Fußschäden, wo bestenfalls der Orthopäde eingreifen kann. Alte Menschen müssen häufig unter schmerzenden Füßen leiden.

Wir sind wieder recht machtlos, wenn chronische Veränderungen des Fußskeletts zu versteiften Gelenken oder Fehlfunktionen des Muskel-Band-Apparats geführt haben oder schmerzende Beine mit sich bringen. Dennoch müssen wir in unsere Bewegungsarbeit auch Fußübungen einbauen, um zu verhindern, dass Bewegungslosigkeit weitere Steifheit und Muskelverkürzung nach sich zieht.

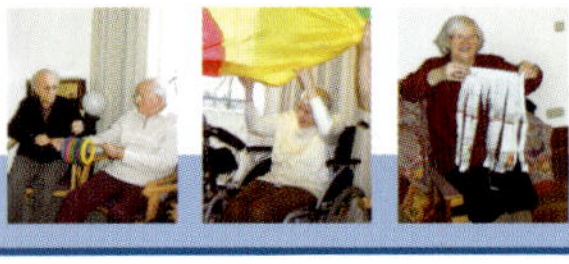

Die Einschränkung in der Beweglichkeit der Sprunggelenke und der Zehengelenke schlägt sich in Unsicherheiten beim Gehen nieder. Weil sich die Auflagefläche des Fußes verkleinert, infolge der Einschränkung der Spreiz- und Streckfähigkeit der Zehen, erhöhen sich die Unsicherheiten. Die Knie- und Hüftgelenke werden bei jedem Schritt und jedem Aufrichten in Mitleidenschaft gezogen, die gesamte Statik des Körpers verändert sich – mit den schon beschriebenen Folgen für den Halte-, Stütz- und Bewegungsapparat. Die Füße sollen uns auch weiterhin tragen und brauchen endlich mehr Beachtung. Nicht nur Schultern, Arme und Hände müssen in Übung bleiben, sondern auch die Füße!

Übungsbeispiele

Ausgangsstellung: Auf der ganzen Sitzfläche sitzen, bequem angelehnt. Am besten wäre es, wenn die folgenden Fußübungen ohne Schuhe durchgeführt werden könnten.

- Rechten Fuß auf der Ferse aufsetzen und über die gesamte Fußsohle abrollen. Am Ende sich auf den Zehenballen stützen und Ferse hochheben. Gegengleich.
- Den Fuß strecken und anziehen.
- Im Fußgelenk kreisen lassen. In beiden Richtungen.
- Linken Fuß fest aufstellen. Den rechten Fuß mit der Außenkante und mit der Innenkante aufsetzen.
- Die Zehen krallen, spreizen und strecken.

Diese Raster sollten alle, die Bewegungsgruppen leiten, im Kopf haben und in allen Stunden durchführen. Mit den verschiedenen Materialien, die uns zur Verfügung stehen und mit denen wir die Stunden abwechslungsreich gestalten, lassen sich diese Gebrauchsbewegungen fast alle durchführen oder abwandeln. Wenn das Gerät dabei stört, kann man es zeit-weilig auch weglegen. In der Arbeit mit desorientierten alten Menschen, bei denen keine abstrakten Übungen mehr möglich sind, liefert uns dieses Gerüst ein hilfreiches Schema.

Wenn wir wissen, welche Bewegungen der alte Mensch in seinem Alltag braucht, diese aber durch mangelnde Bewegungsreize stark gefährdet sind, können wir nach diesen Notwendigkeiten unser Programm gestalten. Also nicht irgendwas machen, sondern gezielt das, was der Mensch braucht. Dieses Raster im Kopf hilft gerade am Anfang, keine wichtige Körperregion zu vergessen. Es ist im Folgenden nochmals zusammengestellt.

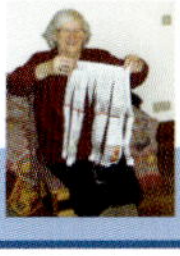

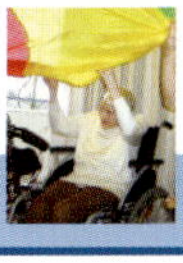

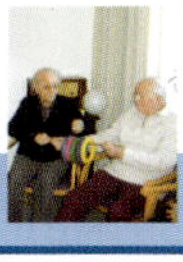

4.5 Das Raster

- Drehen des Kopfes
- Seitneigen des Kopfes
- Schulter-Arm-Gelenk
- Rumpf: Rückenmuskulatur, Bauchmuskulatur, Drehbewegungen des Rumpfs
- Hüfte
- Füße

Eine gute Möglichkeit, alltagspraktisch zu üben, ist es, sich (vorher) Situationen auszudenken, die die gewünschte Bewegung erfordern, also Bewegungen, die uns normalerweise der Alltag abverlangt. Wir übernehmen sozusagen stellvertretend die Alltagsanforderungen.

Beispiele

- Kopf drehen: „Wer sitzt neben Ihnen? Und auf der anderen Seite?"
- Kopf seitneigen: Sie verteilen Sandsäckchen und legen sie den Teilnehmerinnen auf eine Schulter: „Sie wollen schlafen und legen Ihr Ohr auf das Kissen."
- Schulter-Arm-Gelenk: Mit einem (gedachten oder echten) Staubtuch die Tischplatte sauber wischen; die Tischbeine ebenfalls.
- Den Rücken strecken: Sie verteilen Papprollen. Mit beiden Händen die Rolle halten und hoch zur Decke strecken: „Können Sie sie berühren?"
- Drehbeweglichkeit: Mit einem Luftballon, den man am Zipfel festhält, links neben sich auf den Boden schlagen. Aufrichten und mit dem Ballon rechts neben sich auf den Boden schlagen.
- Bauchmuskulatur: Sie stehen in der Mitte des Kreises, halten eine Keule in Kniehöhe vor eine Teilnehmerin und fordern sie auf: „Versuchen Sie einmal, diese Keule mit dem Fuß zu treffen!"
- Fußmuskulatur: Einen Tennisring vor jede Teilnehmerin auf den Boden legen: „Versuchen Sie einmal, mit den Fußspitzen rundherum um den Ring auf den Boden zu tippen!"

Der Fantasie sind keine Grenzen gesetzt. Zu beachten ist:

1) In der Gymnastik wird das geübt, was im Alltag gebraucht wird. Daraus ist dann dieses Raster erwachsen. Sie sollten im Wesentlichen in keiner Stunde fehlen, egal, ob Sie die Stunde mit oder ohne Material gestalten.

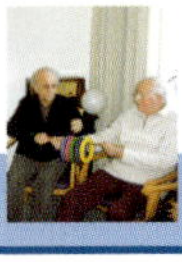
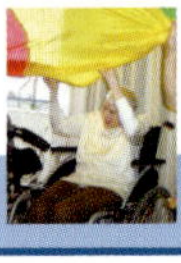
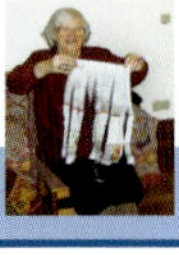

2) Das von Ihnen eingesetzte Material strahlt (auf der unbewussten Ebene) seinen Appellcharakter aus. Sie sollten diese Eigenschaften nutzen und daraus – angeleitet von den Möglichkeiten, die das Material bietet – eine harmonische und den Teilnehmerinnen rund erscheinende Stunde planen.

Beispiel:
Verwenden Sie Einmachringe, sollten viele Übungen das Ziehen und Dehnen des Gummis einbeziehen. Verwenden Sie Holzstäbe, sollten viele Übungen die Härte und auch Länge des Holzes (oder Plastiks) berücksichtigen. Verwenden Sie Tücher, bietet das weiche Material viele schwingende Bewegungen an.

Viele Übungen lassen sich mit allen möglichen Materialien durchführen, manche sind ganz speziell und sollten in den Stunden nicht fehlen.

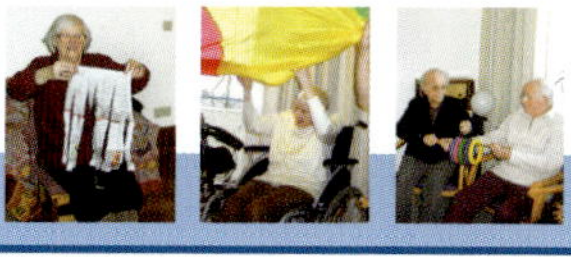

5 Gedächtnisschulung

Es gibt verschiedene Gründe, dieses Thema in ein Programm der Aktivierung und Bewegung mit aufzunehmen. Zum einen dürfen Bewegungsstunden mit Hochbetagten nicht nur aus Bewegungszeiten bestehen, sie müssen auch Zeiten enthalten, die der körperlichen Erholung vorbehalten sind und Ruhepausen von anstrengenden Bewegungsphasen bedeuten.

Zum anderen ist die Leistungsfähigkeit des Gehirns Voraussetzung und Bedingung koordinierter Bewegungsabläufe, zur Umsetzung von Handlungsplänen oder zum gezielten Einsatz der Hände. Wenn man sich vorstellt, wie vieler Feinabstimmung es bedarf, um die Beine dazu zu bringen, einen Schritt vor den anderen zu setzen, dabei das Gleichgewicht nicht zu verlieren und die Richtung beizubehalten!

Wenn man sich vorstellt, wie viel Koordination dazu gehört, ein Glas Wasser zu greifen, an den Mund zu führen, ohne zu verschütten, es im richtigen Winkel zu kippen, sodass nicht zu viel und nicht zu wenig herausläuft, das Glas wieder zurückzustellen und die Finger zu lösen ... Es wird einem sehr schnell deutlich, dass diese enormen Ketten von Einzelhandlungen der zentralen Steuerung bedürfen und wir auf die Funktionstüchtigkeit des Zentralnervensystems und des Gehirns angewiesen sind.

Nur, wenn die geistigen Fähigkeiten erhalten bleiben, ist die Konktaktaufnahme und die Verständigung in und mit der Umwelt überhaupt möglich. Nur ein Mensch, der noch über seine kognitiven Möglichkeiten verfügt, kann – zumindest in Teilbereichen – die Verantwortung für sich selbst übernehmen und die Abhängigkeit von Pflegeleistungen mildern.

Das Gehirn ist – wie andere Körperfunktionen auch – darauf angewiesen, in Übung zu bleiben, es bedarf des täglichen Trainings, das die geistigen Fähigkeiten beansprucht. Damit wird seine Förderung erreicht. Gedächtnistraining ist so wichtig wie Körpertraining! Aus der Vielzahl der Aufgaben und Programme des Gedächtnistrainings werden wir im Folgenden einige herausgreifen, die vor allem Bewegungsaufgaben enthalten. Die Zusammenhänge zwischen körperlicher Bewegung und geistiger Leistungsfähigkeit sind eindeutig nachgewiesen: Bei einem Menschen, der sich bewegt, steigt die Durchblutung des Gehirns an und schafft

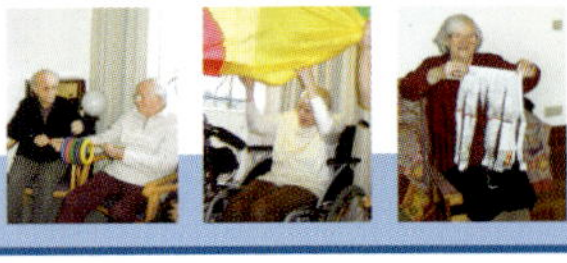

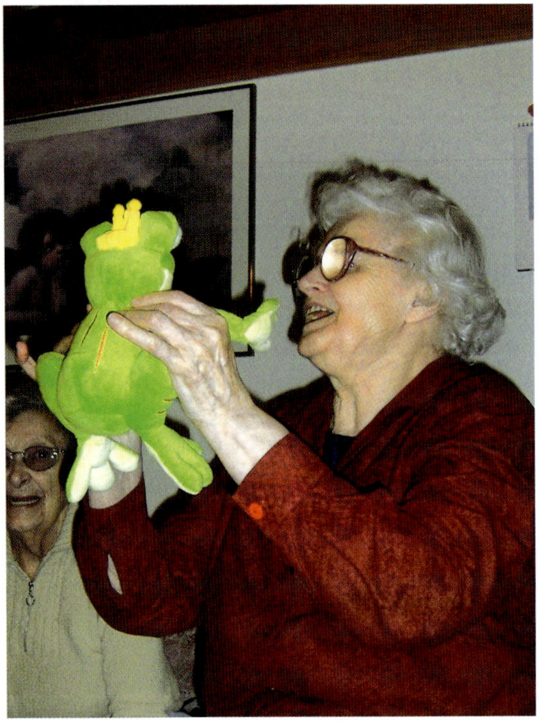

damit bessere Voraussetzungen für jegliche Art von Tätigkeit. Feinmotorische Übungen der Hände und Füße zählen dabei genauso dazu wie großmotorische Bewegungen.

Alle Bewegungsformen beanspruchen und fördern gleichzeitig Wahrnehmung, Reaktion, Vorstellungs- und Denkvermögen, setzen ein gewisses Maß an Aufmerksamkeit und Koordinationsvermögen voraus und zielen auch wieder darauf ab – kurz, alle Formen des geistigen Leistungsvermögens werden beansprucht. Es sind zwar nur jeweils Teile des Gehirns für die Ausführung einzelner Übungen zuständig, aber Untersuchungen ergaben, dass das Trainieren spezifischer Gehirnbereiche sich auf benachbarte Bereiche günstig auswirkt. Im Grunde zielt unser ganzes Bewegungsprogramm immer auch auf die geistige Leistungsfähigkeit der Teilnehmerinnen ab. Bewegungsförderung ist immer Gehirntraining.

So ist in den Bewegungsstunden beispielsweise die Konzentration auf bestimmte Übungsabläufe von der Gruppe gefordert. Die Koordination als das Zusammenspiel von Zentralnervensystem mit den Muskeln des Bewegungsapparats wird gefördert und zeigt sich in harmonischeren Bewegungen, sie wirkt sich auf die Bewegungssicherheit aus und verringert die Unfallgefahren.

Insgesamt setzt der Entschluss, an der Bewegungsgruppe teilzunehmen, eine gewisse geistige Beweglichkeit voraus. Die Teilnahme an einem Gruppengeschehen zwingt in gutem Sinn zur Auseinandersetzung und Beschäftigung mit anderen Menschen.

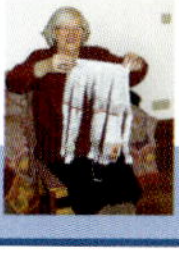
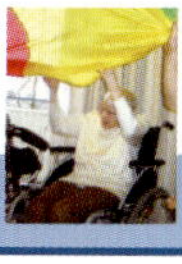
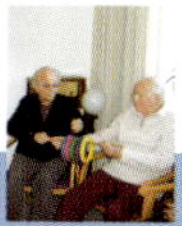

Als Leiterin stellen Sie sich auf die geistige Belastbarkeit Ihrer Gruppe ein und wissen nach kurzer Zeit, welche Übungen den gewünschten Schwierigkeitsgrad haben. Die Dosierung der geistigen Beanspruchung muss genauso sorgfältig gewählt werden wie die der körperlichen Belastung.

Übungen, die die Gruppe im Schlaf beherrscht, beanspruchen das Gehirn wenig und sind notwendig zur Entspannung nach geistiger Anspannung.

Hier werden nun einige spielerische Formen zusätzlich zu normalen Gymnastikprogrammen aufgezeigt. Es soll deutlich gemacht werden, dass Aktivieren und Bewegen gleichzeitig eine körperliche und geistige Aktivierung meint. Nichtsdestotrotz sollten regelmäßige Gruppentreffen eingerichtet werden, in denen in heiterer, stressfreier Atmosphäre Gedächtnistraining mit Denk-, Rate- oder Erinnerungsaufgaben stattfinden kann.

Obstsalat

Material: Ein weicher Ball.

Jede Teilnehmerin denkt sich eine Obstsorte aus, die sie selbst sein möchte. Sie rufen nun eine Obstsorte, die entsprechende Teilnehmerin ruft „hier", bekommt den Ball und wirft ihn wieder zurück. Sie rufen die nächste Obstsorte auf.

Gespräch:
- Wie viele Obstsorten sind im Spiel?
- Welche?
- Welches ist Kernobst, welches Steinobst? Was gibt es noch?

Variationen:
- Statt Obstsorten denkt sich jede Teilnehmerin ein Tier aus.
- Gespräch: Wie viele Tiere waren es? Welche? Welche Farbe hat ihr Fell? Wo leben die Tiere (Haus, Zoo, Urwald usw.)? Was gibt es noch?
- Anstelle der Tiernamen können andere Begriffe (Blumen, Bäume usw.) gefunden und das Gespräch entsprechend strukturiert werden.

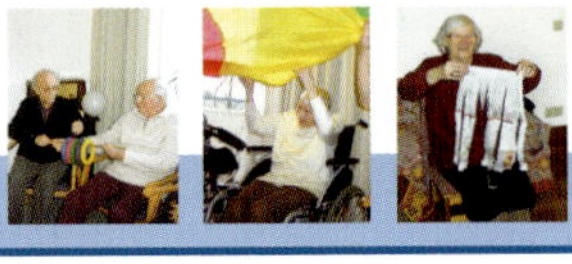

Fausten

Material: Keines.

- Die Teilnehmerinnen schließen und öffnen abwechselnd die Hände zur Faust. Beide Hände bewegen sich aber gegengleich.
- Die Arme werden zusätzlich im Wechsel gestreckt: Der rechte Arm geht nach vorn, die rechte Hand macht die Faust, die linke Hand wird geöffnet; dann geht der linke Arm vor, die linke Hand macht die Faust, der rechte Arm wird zurückgezogen und die rechte Hand geöffnet.
- Geht es auch anders (Arm strecken und Hand öffnen, Arm anziehen und Faust machen)?

Zuordnen

Material: Ein Ball.

In einer Gesprächsrunde wird der unterschiedliche Lebensraum von Tieren zusammengetragen (Luft, Wiese, Wald). Sie werfen nun einer Teilnehmerin den Ball zu und sagen: „Luft". Die Teilnehmerin muss ein Tier nennen, das in der Luft lebt. Sie wirft den Ball wieder zurück. Sie nennen ein neues Stichwort.

Variation:
Der Ball wird von derjenigen, die ihn gefangen hat, zu einem anderen Gruppenmitglied geworfen und diese sagt selbst ein neues Stichwort.

Jahreszeiten

Material: Ein großer Schaumstoffwürfel.

Jede Teilnehmerin wirft nacheinander 2 x hintereinander den Schaumstoffwürfel und zählt die Augen zusammen.

Die Anzahl der Augen ergibt die Zahl, die der entsprechende Monat im Jahresverlauf hat. Diesen Monat nennt die Teilnehmerin (die anderen können auch helfen).

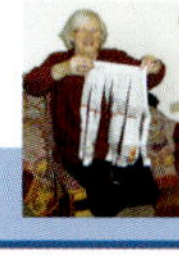
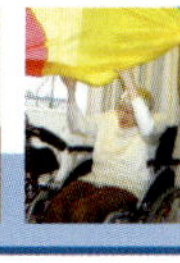
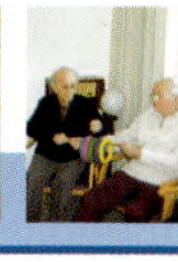

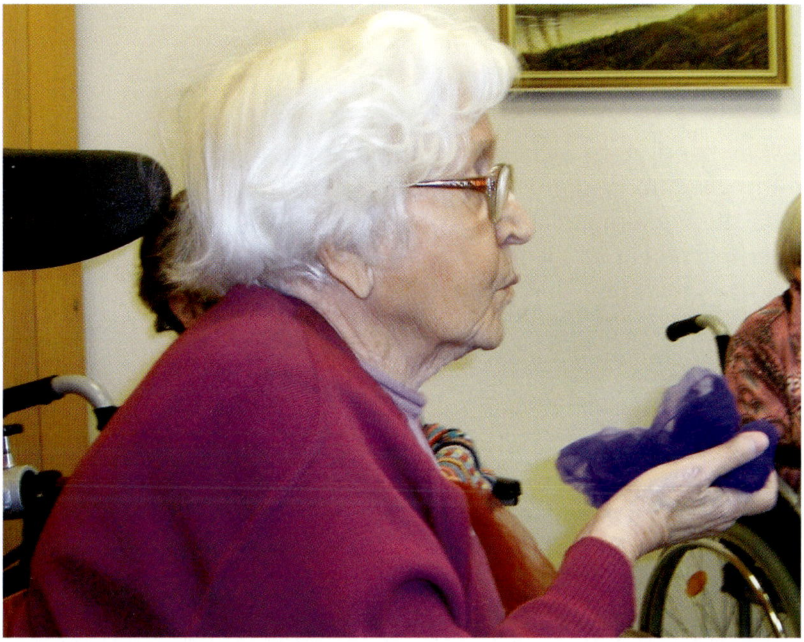

Variationen:

- Die Teilnehmerin nennt nicht nur den Monat, sondern auch einen Begriff, der ihr dazu einfällt.
- Die Teilnehmerin nennt nicht nur den Monat, sondern auch eine Tätigkeit, die man besonders in diesem Monat ausüben kann.

Rechnen

Material: Ein großer Schaumstoffwürfel.

Der Würfel wird geworfen und die Augenzahl, die oben liegt, laut genannt. Dann wird der Würfel noch einmal geworfen, die Augenzahl genannt und zu der bereits genannten dazuaddiert.

Variationen:

- Es wird noch eine dritte Zahl dazuaddiert.
- Es wird substrahiert. Geht es überhaupt mit den gerade geworfenen Zahlen? Oder muss man sie umdrehen?

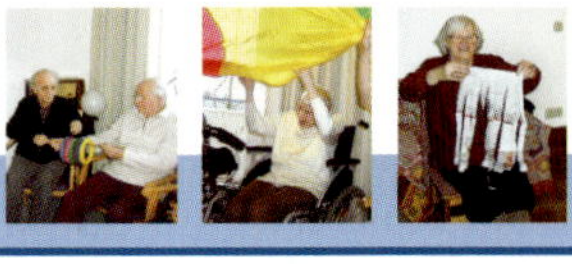

Verkehrspolizei

Material: Keines.

Im Gespräch erinnern sich die Teilnehmerinnen an Zeiten, als es noch keine Ampeln gab und ein Verkehrspolizist mittels Handzeichen den Verkehr (Welche Verkehrsteilnehmer gab es?) geregelt hat. Die Teilnehmerinnen übernehmen nun die Verkehrsregelung per Handzeichen, während Sie den Straßenverlauf durch sprachliche Anweisungen vorgeben.

Beispiel:
„Die Straße führt geradeaus. Sie macht einen Knick nach links. Jetzt macht sie eine Kurve nach rechts. Der weitere Weg führt geradeaus" (beide Arme in die angegebene Richtung strecken: nach rechts, nach links, geradeaus).
Variationen:
- Die Straßenbahn (die Pferdekutsche) kann auch fliegen oder durch einen Tunnel in der Erde fahren. Die Anweisungen werden um „nach oben" und „nach unten" erweitert.
- Die Teilnehmerinnen strecken die Arme in die entgegengesetzte als die angesagte Richtung.

Beispiel:
Die Spielleiterin sagt: „Die Kutsche fährt nach oben", aber die Arme zeigen nach unten.

Vorsicht: Diese Variation gelingt nur in recht geübten Gruppen.

Gegenbewegung

Material: Keines.

- Die Teilnehmerinnen strecken beide Arme in Schulterhöhe auf die rechte Seite, der Kopf dreht sich in die Gegenrichtung nach links. Und umgekehrt.
- Beide Arme sind nach vorne gestreckt. Nun geht der eine Arm nach oben, der andere zur Seite. Dann gegengleich.
- Die Fingerspitzen der einen Hand klopfen leicht auf den Oberschenkel, die andere Hand wird im Handgelenk gedreht. Dann gegengleich.

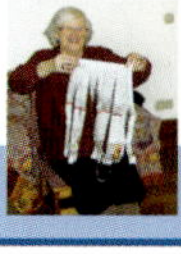
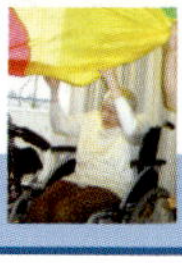
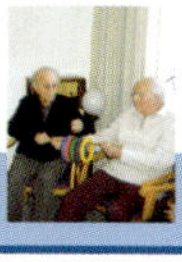

6 Alltagsmaterialien

Alltagsmaterialien sind den Teilnehmerinnen sehr vertraut, aber meist nicht als Sportgeräte. Der spielerische Umgang mit bekannten Gegenständen in einer anderen als der gewohnten Weise birgt einen hohen Aufforderungs- und Motivationscharakter („Ach, das kann man auch damit machen!!!“) und bringt viel Spaß und Freude in die Stunden. Alltagsmaterialien sind nicht mit Ängsten und unangenehmen Erfahrungen aus längst vergangenen Turnstunden besetzt und regen die Experimentierfreude und Geschicklichkeit der Teilnehmerinnen an. Der zweckentfremdete Gebrauch von alltäglichen Gebrauchsgegenständen ist auch aus Stunden der Aktivierung und Bewegung nicht mehr wegzudenken. Sie sind leicht zu beschaffen und kosten wenig oder nichts. Die vorliegenden Ideen sind lediglich als Anregungen zu verstehen. Sie geben Ihnen (hoffentlich) Anstöße dazu, mit offenen Augen Ihre Umgebung anzusehen: „Was könnte man damit machen?“ Haben Sie den Mut, Ihre eigene Fantasie und Ihren Erfindungsreichtum zu nutzen!

6.1 Wäscheklammern

Gut geeignet sind die bunten Wäscheklammern aus Plastik. Die Klammern aus Holz lassen sich meist zu schwer zusammendrücken. Jede Teilnehmerin erhält ca. 10 Stück.

Zusammendrücken

Die Teilnehmerinnen drücken nacheinander mit allen Fingern eine Wäscheklammer zusammen.

Anklammern

Jede Teilnehmerin bekommt die gleiche Anzahl an Klammern. Wer hat sie zuerst irgendwo an sich angeklammert? Wer hat sie zuerst wieder in die Kiste zurückgelegt?

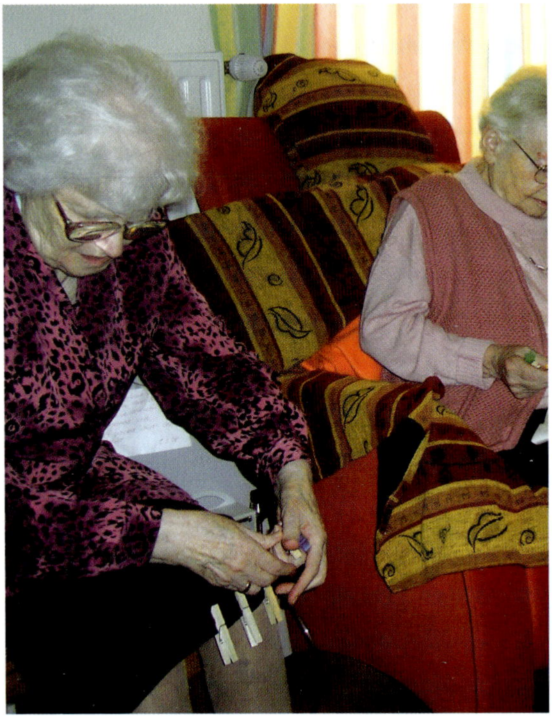

Variationen:
- Die Teilnehmerinnen klammern nur an den Seiten an.
- Die Teilnehmerinnen klammern nur mit anderen als den gewohnten Fingern die Klammern an einem Tuch an.

Schwungtuch

Mithilfe der Teilnehmerinnen klammern Sie mit den Wäscheklammern viele Zeitungsbögen zu einem Riesenbogen zusammen. Gemeinsam wird dieses Schwungtuch hochgeschwungen (behutsames Vorgehen ist gefragt, das Tuch reißt leicht).

Wäsche aufhängen

Quer durch den Raum ist in Brusthöhe eine Zauberschnur (ein langes Seil) durch den Raum gespannt, auf einem Stuhl in der Mitte steht ein Korb mit Handtüchern und ein Körbchen mit Wäscheklammern. Die Teilnehmerinnen stehen nacheinander auf, gehen in die Mitte, klammern ein Tuch an und setzen sich wieder. Die Rollstuhlfahrerinnen werden von einer beweglichen Teilnehmerin in die Mitte zum Klammern gefahren.

Wenn alle Wäsche hängt, wird sie nacheinander wieder abgehängt.

Zusammenstecken

Jede Teilnehmerin erhält 10 Wäscheklammern. Diese werden nacheinander zu einem langen Stab aneinander geklammert. Wer kann alle anstecken, ohne dass der Stab bricht?

Variation:
Die Teilnehmerinnen probieren aus, wie viele Klammern sie aneinander klammern können, sodass sie mit dem Stab eine kleine Bewegungsfolge ausführen können, ohne dass er zerbricht.

6.2 Bierdeckel

In den Brauereien (und Gaststätten) kann man sich runde oder viereckige Bierdeckel besorgen. Pro Teilnehmerin sollten es ca. 20 Bierdeckel sein.

Flugeigenschaften erproben

Die Stühle werden so angeordnet, dass sich an einer Stelle eine Lücke befindet (etwa die Breite von zwei Stühlen). Die Teilnehmerinnen werfen ihre Bierdeckel in den freien Raum.
Wie fliegt der Bierdeckel am ruhigsten, am weitesten, wie fliegt er senkrecht, wie waagerecht?

Zielwerfen

In die Mitte des Stuhlkreises wird auf den Boden ein Reifen gelegt. Die Teilnehmerinnen versuchen, ihre Bierdeckel hineinzuwerfen.

Verkleben

Jeweils zwei Körperteile werden mithilfe eines Bierdeckels verklebt (z. B. linke Hand auf rechten Unterarm, rechter Oberarm an rechte Flanke, rechte Hand an rechte Wade usw.).

Alle Teilnehmerinnen bewegen sich so gehandikapt auf dem Stuhl zu Musik.

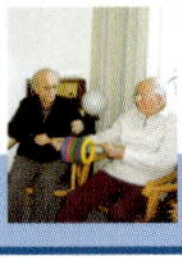
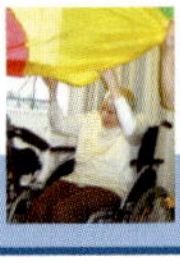
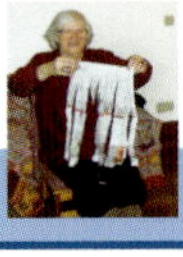

Variation:
Jeweils zwei Teilnehmerinnen verkleben sich an den Armen miteinander und führen verschiedene Bewegungen mit den Armen durch.

Werfen und Fangen

Die Teilnehmerinnen wenden sich jeweils ihrer Nachbarin zu und rutschen etwas auseinander. Sie werfen sich einen Bierdeckel zu und fangen ihn wieder auf.

Variationen:
- In der Gesamtgruppe einen Bierdeckel zuspielen und fangen.
- Sie stehen in der Mitte des Stuhlkreises und werfen die Deckel nacheinander jeder Teilnehmerin zu.
- Die Teilnehmerinnen werfen ihren Bierdeckel nacheinander wieder zu Ihnen zurück.

Weitergeben

Erst einen, dann in schneller Folge mehrere Bierdeckel nacheinander reihum weitergeben.

Variationen:
- Richtungswechsel.
- Einen ganzen Stapel Bierdeckel weitergeben, ohne dass er auseinander fällt.

Rückschlagspiel

Jede Teilnehmerin erhält einen Bierdeckel. Mit einem Papierball spielen alle gemeinsam ein Rückschlagspiel.

Zudecken

Jede Teilnehmerin wendet sich ihrer Nachbarin zu (bei einer ungerade Zahl dürfen Sie mitspielen). Eine hat eine große Anzahl von Bierdeckeln und bedeckt die andere mit ihnen, ohne dass sie herunterfallen. – Mit wie vielen ist es möglich und welche Körperteile können zugedeckt werden?

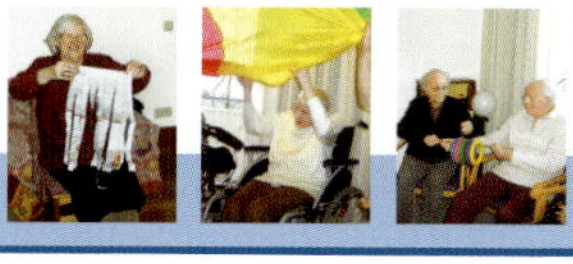

6.3 Partyteller

Die Partyteller, die es überall im Handel gibt, sind kreisrund mit einem Durchmesser von ca. 20-23 cm und bestehen aus beschichtetem Karton. Im Prinzip sind sie wie die Bierdeckel zu nutzen. Darüber hinaus noch einige spezielle Anregungen:

Standbild

Jede Teilnehmerin wendet sich ihrer Nachbarin zu. Die eine formt die andere zu einem Standbild und belegt sie mit einigen Partytellern (z. B. auf Schulter, Kopf usw.), ohne dass ein Teller herunterfällt.

Balancieren

Mit den Partytellern wird ein Luftballon reihum weitergegeben, ohne dass er herunterfällt.

Variationen:
- Es wird ein Tischtennisball verwendet.
- Es wird ein Tennisball verwendet.
- Man spielt mit zwei oder drei Bällen.

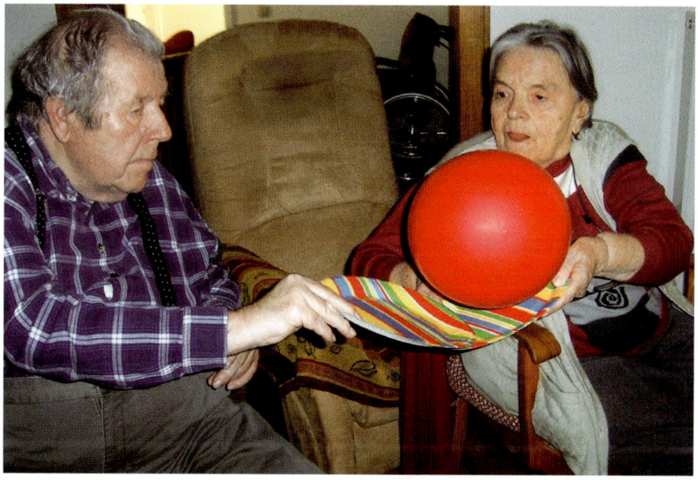

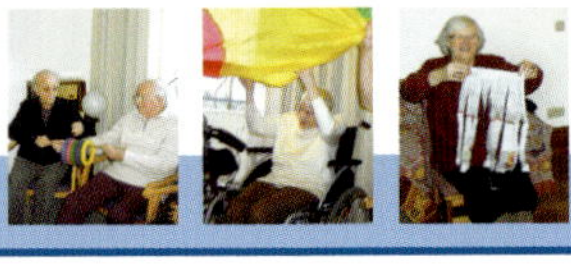

Weitergeben

Zwischen den Füßen ist ein Teller eingeklemmt, der zur Nachbarin weitergegeben wird.

Geschicklichkeit

Jede Teilnehmerin erhält einen Partyteller und mehrere Tischtennisbälle. Diese werden auf den Teller gelegt und kreisen darauf.

Rückschlagspiel

Jede Teilnehmerin erhält einen Partyteller und einen Luftballon. Der Luftballon wird mit dem Partyteller in der Luft gehalten.

> *Variation:*
> Die ganze Gruppe spielt mit einem Luftballon gemeinsam ein Rückschlagspiel.

6.4 Korken

Pro Teilnehmerin müssen mehrere Korken (von Wein- oder Sektflaschen) zur Verfügung stehen.

Werfen und Fangen

Jede Teilnehmerin erhält einen Korken. Die Korken werden hochgeworfen und gefangen. Rechte und linke Hand nacheinander, dann zusammen.

> *Variationen:*
> - Mit einer Hand hochwerfen, mit beiden Händen fangen.
> - Hochwerfen, eine Zusatzaufgabe einfügen (z. B. in die Hände klatschen usw.) und wieder auffangen.

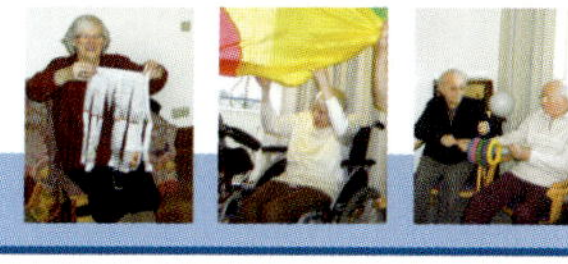

- Jede Teilnehmerin wendet sich ihrer Nachbarin zu. Beide werfen sich einen Korken zu und fangen ihn auf.

Zielwerfen

In der Mitte des Stuhlkreises steht ein Eimer. Die Korken werden in den Eimer geworfen.

Variation:
Der Eimer steht erhöht auf einem Stuhl in der Mitte.

Weitergeben

Mit den Füßen wird ein (oder mehrere) Korken zur Nachbarin weitergegeben.

Hochhalten

Jede Teilnehmerin erhält einen leichten Plastikschläger (Family-Tennis) und einen Korken. Der Korken wird mit dem Schläger hochgehalten.

Variation:
Rückschlagspiel in der ganzen Gruppe mit Plastikschläger und Korken.

Reihum

Jede zweite Teilnehmerin hat einen Korken. Auf Kommando werden diese weitergegeben.

Variation:
Ein (oder zwei) Korken werden immer zur übernächsten Mitspielerin geworfen.

6.5 Joghurtbecher

Ausgewaschene Plastikbecher gibt es in verschiedenen Größen und Formen (normale Joghurtbecher, hohe Sahnebecher, große Dickmilchbecher u. Ä.).

Balancieren

Jede Teilnehmerin erhält einen Joghurtbecher. Dieser wird auf der flachen Hand balanciert und den Arm hoch und herunter, nach rechts und nach links bewegt, ohne dass der Becher herunterfällt.

Variation:
Sie verteilen andere Becher. Frage: „Welche Becher sind schneller umgekippt? – Warum?"

Turmbau

Aus vielen Joghurtbechern wird ein Joghurtbecherturm gebaut (je nach Vermögen der Gruppe ca. 5-10 Joghurtbecher) und reihum weitergegeben, ohne dass er auseinander fällt.

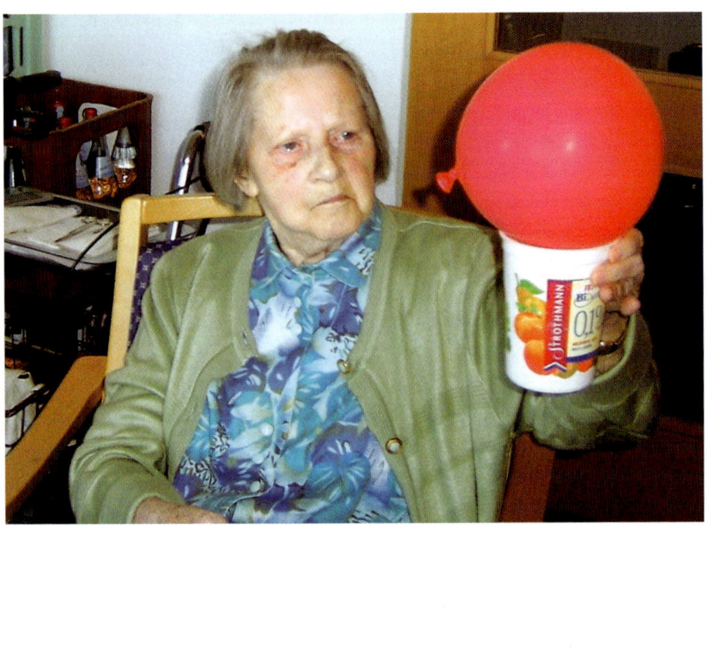

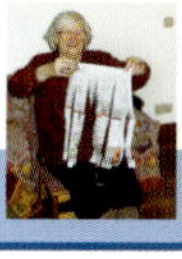

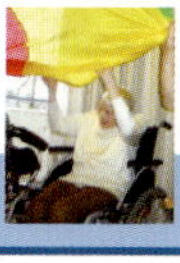

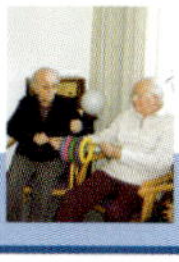

Spielen

Jede Teilnehmerin erhält einen Joghurtbecher und einen Tischtennisball. Der Ball wird hochgeworfen und im Becher wieder aufgefangen.

Variationen:

- Der Tischtennisball wird in den Joghurtbecher gelegt, mit dem Becher hochgeworfen und wieder aufgefangen.
- Der Tischtennisball wird in den Joghurtbecher gelegt, mit dem Becher hochgeworfen, auf dem Boden aufspringen gelassen und wieder mit dem Becher gefangen.
- Mit der Nachbarin wird der Tischtennisball mit dem Joghurtbecher zugespielt und gefangen.
- Für viele Teilnehmerinnen ist es leichter, mit den schwereren und größeren Tennisbällen und den größeren Bechern zu arbeiten.

Balancieren

Jede Teilnehmerin erhält einen großen Joghurtbecher. Ein Gymnastikball wird auf dem Joghurtbecher balanciert und reihum weitergeben. Jede nimmt den Gymnastikball mit ihrem Becher an und gibt ihn weiter.

Variation:
Es wird nur mit einem (oder zwei) Joghurtbecher gespielt, auf dem der Gymnastikball balanciert. Dieser Becher wird reihum gegeben.

Fallen lassen

Die Teilnehmerinnen halten in einer Hand einen Tennisball, in der anderen einen großen Joghurtbecher (Kefir, Dickmilch o. Ä.). – Wer kann den Tennisball fallen lassen und mit dem Becher auffangen?

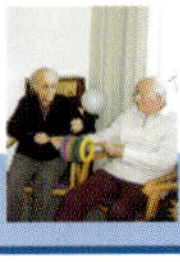
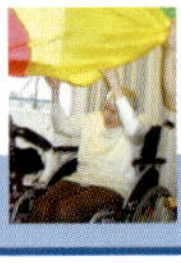
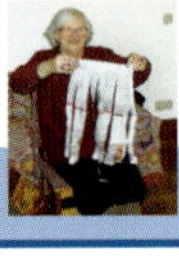

6.6 Wattebäusche

Gut geeignet sind die fertigen Bällchen aus Kosmetikwatte, die im Handel erhältlich sind. Sie sind verschiedenfarbig, gleich groß und haben das gleiche Gewicht. Sie regen zu einem behutsamen, vorsichtigen Umgang an, können allerdings ohne Gefahr auch mit aller Kraft geworfen werden!

Werfen und Fangen

Jede Teilnehmerin erhält ein Wattebäuschchen. Diese werden hochgeworfen und gefangen (mit beiden und mit je einer Hand).

Variationen:
- Mit den Handrücken hochwerfen, mit den Handinnenflächen fangen.
- Von der einen Hand im hohen Bogen in die andere werfen.
- Mit zwei Wattebäuschchen gleichzeitig rechts und links werfen.

Balancieren

Jede Teilnehmerin erhält zwei Wattebäuschchen, die sie auf die flache Hand rechts und links legt. Jetzt führt sie schwingende Bewegungen aus, ohne dass sie herunterfallen (eventuell mit einer Walzermusik).

Partnerübungen
Jede Teilnehmerin wendet sich ihrer Nachbarin zu. Sie werfen sich einen (oder zwei) Wattebäusche zu.

Variationen:
- Die Nachbarinnen spielen sich die Watte mit der flachen Hand zu.
- Eine Teilnehmerin legt das Wattebäuschchen auf die Handfläche und pustet – die andere fängt es auf.

Reihum

Jede zweite Teilnehmerin hat einen Wattebausch, legt ihn auf die flache Hand und pustet ihn zu ihrer Nachbarin.

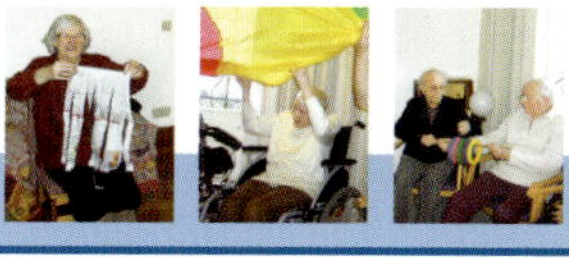

Verfremden

Jede Teilnehmerin erhält ein Wattebäuschchen. – Wer kann aus einem Wattebäuschchen die größte Fläche ziehen, ohne dass sie zerreißt?

Variation:
Wer kann aus seinem Wattebausch eine möglichst lange Schnur drehen?

Schneeballschlacht

Jede Teilnehmerin erhält mehrere Wattebäuschchen. Sie veranstalten eine Schneeballschacht mit den Wattebäuschchen. Zwischendurch müssen Sie sie immer wieder einsammeln und neu verteilen.

6.7 Dosen

Folgende verschiedene Dosen können verwendet werden: leere Getränkedosen, Kaffeedosen, Tennisballdosen, geöffnete und an den Rändern glatt geschliffene Obstdosen (sonst: Verletzungsgefahr), Dosen in verschiedenen Größen (kleine Döschen, Filmdosen, Milchdosen, bis hin zu großen Dosen von Partywürstchen), Dosen in verschiedenen Formen (rund, länglich, usw.).

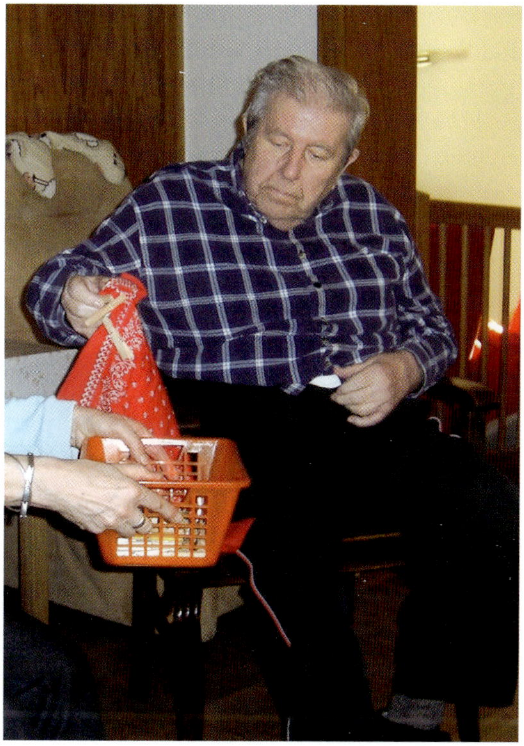

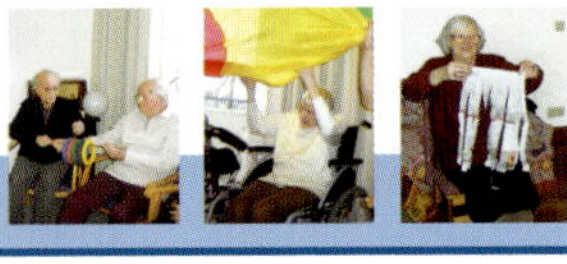

Turmbau

Sie lassen alle Teilnehmerinnen schätzen, wie viele Dosen man übereinander stapeln kann, ohne dass der Turm umfällt. Sie stehen in der Mitte des Stuhlkreises und stapeln die Dosen sorgfältig übereinander. – Wer lag mit seiner Schätzung richtig?

Werfen und Fangen

Jede Teilnehmerin wendet sich ihrer Nachbarin zu. Sie werfen sich verschiedene Dosen zu und fangen sie wieder auf.

Dosen werfen

Jede Teilnehmerin erhält eine Dose und einen Tennisball. Die Dosen werden auf den Boden in die Mitte des Kreises gestellt (entweder von Ihnen nach Angabe der Teilnehmerin, von den mobileren werden sie selbst gestellt): Wer kann (von wo?) die Dose treffen (gerollt und geworfen)?

> *Variation:*
> Die Dosen werden in der Mitte auf einem Stuhl aufgebaut. Die Teilnehmerinnen werfen den Dosenstapel ab.

6.8 Luftballons

Der Luftballon fliegt ziemlich langsam, dadurch ist er auch für ängstliche und ungeschickte Menschen sehr geeignet. Er birgt keine Verletzungsgefahr, ist aber trotz seiner Leichtigkeit nur mit viel Bewegung zu spielen. Er fliegt aber auch recht willkürlich und überraschend und fordert zu schneller Reaktion heraus.

Es empfiehlt sich, die Luftballons schon aufgeblasen bereitzuhalten, die meisten alten Menschen können keinen Luftballon mehr aufblasen.

Das Schulter-Arm-Gelenk kann ziemlich belastet werden, deshalb unbedingt Variationen einschieben, in denen andere Körperteile beansprucht werden.

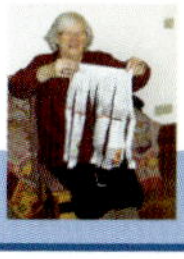
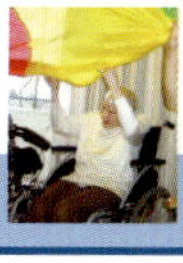
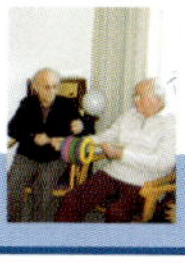

Hochhalten

Jede Teilnehmerin erhält einen Ballon. Sie setzt nach Ansage verschiedene Körperteile zum Hochspielen des Balls ein (z. B. Zeigefinger, Ellbogen, Kopf, Knie usw.).

Variationen:
- Aus dem Sitzen Luftballon mit Händen oder Füßen hochhalten.
- Mehrere Ballons in der Gruppe zuspielen und hochhalten.

Rückschlagspiele

Jede Teilnehmerin erhält eine Fliegenklatsche und einen Luftballon. Mit der Fliegenklatsche wird der Ballon in der Luft gehalten.

Variationen:
- Jede Teilnehmerin wendet sich ihrer Nachbarin zu. Beide haben eine Fliegenklatsche, aber nur einen Ballon und spielen sich den Ballon zu.
- Alle Teilnehmerinnen haben einen leichten Plastikschläger (z. B. Family-Tennis): Mit der Nachbarin spielen sie sich den Ballon zu. – Was geht leichter?
- Anstelle eines Luftballons werden bunte Wasserbälle benutzt (gibt es in verschiedenen Größen).

Fußball

Ein Luftballon liegt in der Mitte des Stuhlkreises auf dem Boden. Er wird nur mit den Füßen gespielt.

6.9 Zeitungen

Bewährt haben sich Tageszeitungen, die Sie in die einzelnen Blätter teilen. Ein Nachteil ist, dass die Druckerschwärze abfärbt und die Hände der Teilnehmerinnen hinterher schmutzig sind.

Sie müssen darauf hinweisen und Gelegenheiten zum Händewaschen anbieten.

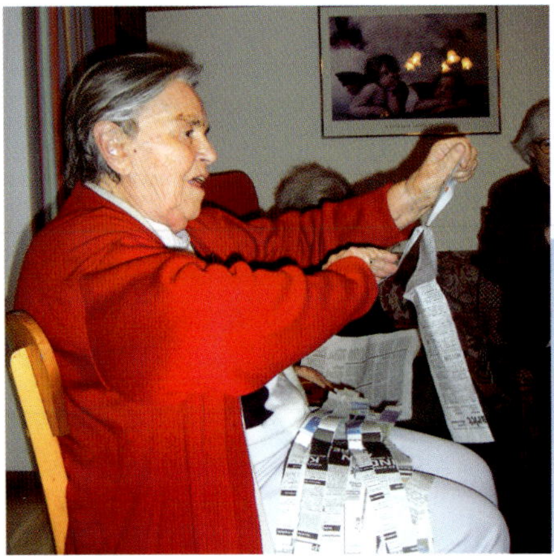

Falten

Jede Teilnehmerin erhält ein Zeitungsblatt. Es wird so klein wie möglich zusammengefaltet.

Variation:
Eine Zeitung liegt ausgebreitet vor jeder Teilnehmerin auf dem Boden. Sie versucht, die Zeitung mit den Füßen so klein wie möglich zu falten.

Werfen

Jede der Teilnehmerinnen erhält mehrere Zeitungsblätter. Sie knüllen sie zu einer Papierkugel zusammen, die als Wurfgerät benutzt wird wie in anderen Ballspielen.

Variationen:
- Aus vielen Zeitungsblättern wird nur ein großer Ball geknüllt (Gymnastikballgröße). Dieser Ball wird in der Gruppe hin- und hergeworfen.
- Zeitungsbälle knäulen und eine Schneeballschlacht veranstalten.

Viele der bei den anderen Materialien angeführten Wurf- und Fangspiele lassen sich auch mit den Zeitungsbällen (verletzungsfrei) spielen.

Zeitungstransport

Jede Teilnehmerin legt sich eine einmal gefaltete Zeitung oder ein Zeitungsblatt auf den Kopf (auf die flache Hand, auf den Fuß, auf den ausgestreckten Arm) und balanciert sie.

Dabei bewegen sich alle zu einer schwingenden Musik.

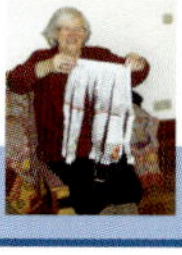

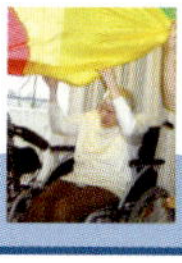

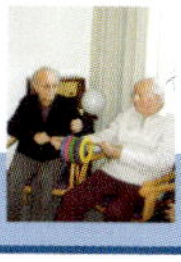

Zeitungsrolle

Jede Teilnehmerin erhält einen Teil der Zeitung (oder eine ganze), rollt ihn eng zusammen und hält ihn fest. Sie kleben mit Klebeband die Rollen zu. Mit dieser Zeitungsrolle wird ein Luftballon hochgehalten.

Variation:
Die Zeitungsrolle wird wie ein Gymnastikstab verwendet.

Reißen

Jede Teilnehmerin erhält ein Zeitungsblatt. Aus diesem wird eine lange Schlange gerissen. — Welche Schlange ist am längsten?

Variationen:
- Aus einem Zeitungsblatt werden verschiedene Formen gerissen (z. B. Maus, Baum, Zahlen).
- Aus einem Zeitungsblatt werden Buchstaben gerissen, die zu einem Wort zusammengesetzt werden müssen (eventuell Hilfsmittel wie Kugelschreiber und Bleistifte als spitze Gegenstände bereithalten).

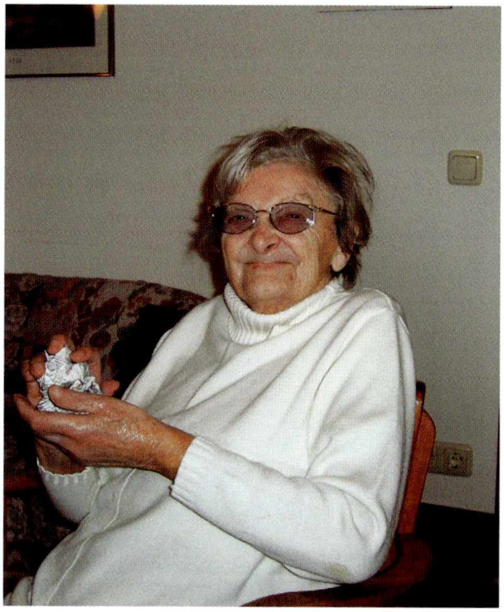

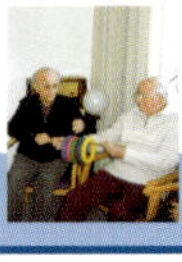
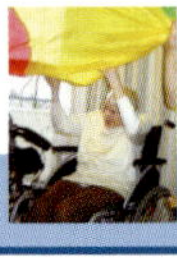
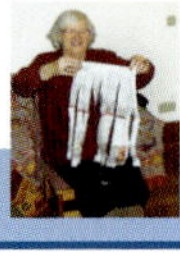

Falten

Jede Teilnehmerin erhält ein Zeitungsblatt. Aus diesem faltet sie einen Hut. – Wer kann das noch? (Gegebenenfalls falten alle gemeinsam nach Anweisung.)

Variation:
Es wird nur ein Hut gefaltet, der reihum weitergegeben und aufgesetzt wird.

Verkleiden

Jede Teilnehmerin kann sich so viele Zeitungsblätter nehmen, wie sie braucht. Aus diesen und mit Klebeband kann sie eine Verkleidung basteln und anziehen.

6.10 Einmachringe

Die handelsüblichen Einmachringe für Weckgläser gibt es normalerweise in rot oder gelb, seltener in blau. Sie werden in den Geschäften leider oft nur zur Einmachzeit geführt. Sie sind ziemlich stabil und reißfest, werden mit der Zeit aber poröser.

Ziehen

Jede Teilnehmerin erhält einen Einmachring. Sie werden auseinander gezogen: vor dem Körper, über dem Kopf, seitlich neben dem Körper, in Kniehöhe usw.

Spielen

Jede Teilnehmerin erhält einen Einmachring. In der Mitte des Kreises steht ein Eimer. Die Einmachringe flitschen in den Eimer.

Variationen:
- Den Eimer in der Mitte erhöht auf einem Stuhl hinstellen.
- Die Einmachringe an Zielmarkierungen an die Wand flitschen.
- Aus Papierschnipseln Munition basteln, aus den Einmachringen und Daumen und Zeigefinger eine Zwille formen und losschießen.
- Wer kann in einen Reifen am Boden oder in einen Eimer treffen?

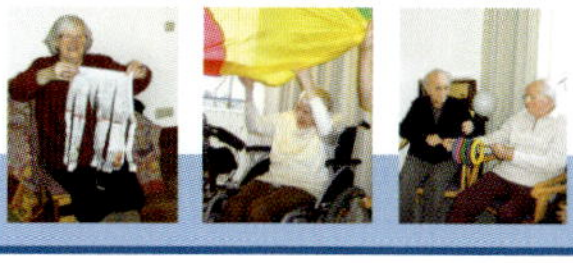

Werfen und Fangen

Jede Teilnehmerin erhält einen Einmachring. Einmachring hochwerfen und fangen. – Wer kann am höchsten werfen?

Variationen:
- Mit einer Hand hochwerfen, mit der gleichen Hand auffangen.
- Mit einer Hand hochwerfen, mit der anderen fangen.
- Mit zwei Einmachringen. Hochwerfen und fangen.
- Mit Nachbarin: zuwerfen und fangen.

6.11 Bleistifte

Bleistifte sind einfach zu beschaffen, billig und leicht. Sie können sowohl zur feinmotorischen Schulung als auch zur Schulung von Ganzkörperbewegungen eingesetzt werden.

Fingerfertigkeit

Jede Teilnehmerin erhält einen Bleistift. Der Stift wird mit dem Daumen und nacheinander jeweils mit einem Finger gegriffen (rechts und links).

Variationen:
- Der Stift wird mit Daumen, Zeige- und Mittelfinger waagerecht gehalten und wie ein Propeller gedreht.
- Der Stift wird zwischen Zeige- und Mittelfinger geklemmt und diese schnell auf- und abbewegt (ca. 10 x). Nacheinander zwischen alle Finger klemmen, auch mit der linken Hand.
- Stift zwischen zwei Finger klemmen und mit den entsprechenden Fingern der anderen Hand übernehmen.
- Stift in einer Hand rollen. Rechts und links. Danach beide gleichzeitig.

Zuspielen

Jede Teilnehmerin erhält einen Bleistift und einen Luftballon. Mit dem Stift in der Hand wird der Luftballon gespielt.

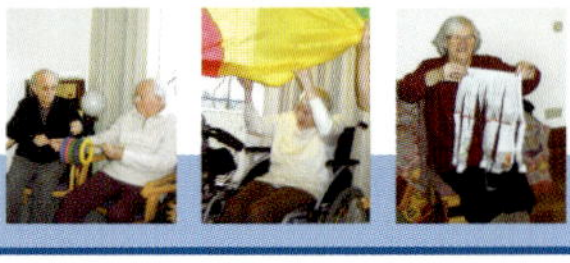

Ganzkörperbewegung

Jede Teilnehmerin erhält zwei Bleistifte. Mit den Stiften wird abwechselnd rechts und links auf den Boden aufgetippt (vor, seit, so weit hinten, wie es geht).

Variationen:

- Die Teilnehmerinnen erhalten einen Bleistift. Der Stift wird um den eigenen Körper herumgegeben (um ein Knie, in Form einer Acht um die Beine, um die Unterschenkel herum).
- Der Stift wird von oben hinter dem Rücken in die andere Hand gegeben.

Schreiben

Jede Teilnehmerin erhält einen Bleistift. Mit dem Stift werden Zahlen in die Luft geschrieben.

Variationen:

- Die Zahlen werden ganz groß und ganz klein geschrieben.
- Die Zahlen werden rechts und links neben dem Körper geschrieben.
- Es werden Rechenaufgaben in die Luft geschrieben und ausgerechnet.
- Es werden Buchstaben geschrieben.
- Jede Teilnehmerin schreibt ihren Namen in die Luft.

Balancieren

Der Bleistift wird auf der ausgestreckten Hand (Fingerspitze, Handrükken) balanciert.

6.12 Papierblatt

Es müssen nicht immer neue Papierblätter sein: Hier können gebrauchte Schreibmaschinenseiten o. Ä. weiterverwendet werden.

Balancieren

Jede Teilnehmerin erhält ein Blatt Papier. Es wird auf die flache Hand gelegt und der ausgestreckte Arm weitläufig bewegt (eventuell mit Musik).

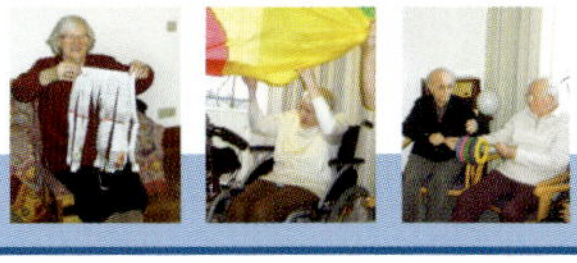

Werfen und Fangen

Jede Teilnehmerin erhält ein Blatt Papier. Das Papier wird hochgeworfen und gefangen (möglichst weit oben, möglichst weit unten).

Schwünge

Jede Teilnehmerin erhält ein Blatt Papier und fasst es an der Längsseite an. Gemeinsam werden auf Ansage rhythmische Schwünge neben dem Körper durchgeführt, das Papier dabei jeweils in die andere Hand übergeben.

> *Variation:*
> Die Schwünge werden vor dem Körper durchgeführt. Abwechselnd mit dem rechten und mit dem linken Arm.

Übergeben

Das Papierblatt von oben mit einer Hand über den Rücken geben, mit der anderen von unten greifen.

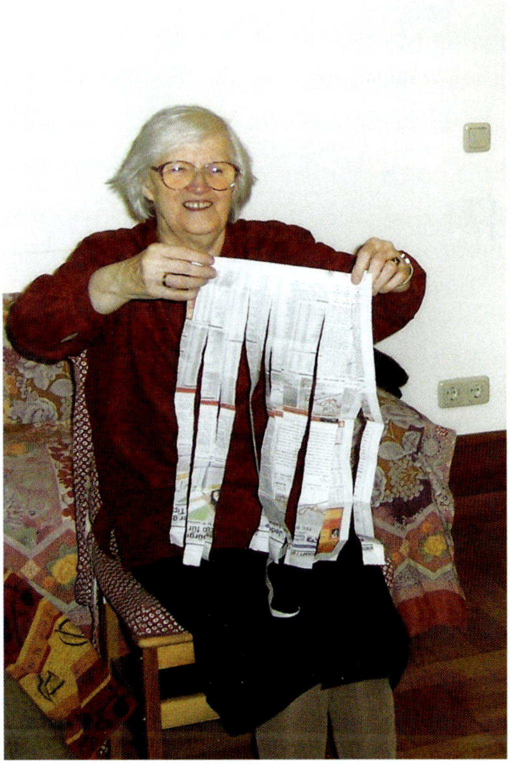

Variationen:
- Das Papierblatt um den Körper herumgeben.
- Das Papierblatt in Form einer Acht um beide Beine geben.
- Das Papierblatt zusammenrollen und gerollt um den Körper herumgeben.

Ballspiele

Das Papierblatt wird zusammengeknüllt zu einem Ball und als Wurfgerät für diverse Ballspiele benutzt:

- Den Papierball in einen Papierkorb in der Mitte werfen.
- Zwei Nachbarinnen spielen sich den Papierball zu.
- Der Papierball wird mit der Handfläche/dem Handrükken gespielt.
- Der Papierball wird mit diversen Schlägern (Federball-, Family-Tennis-, Tischtennisschläger usw.) gespielt. – Was geht am besten?

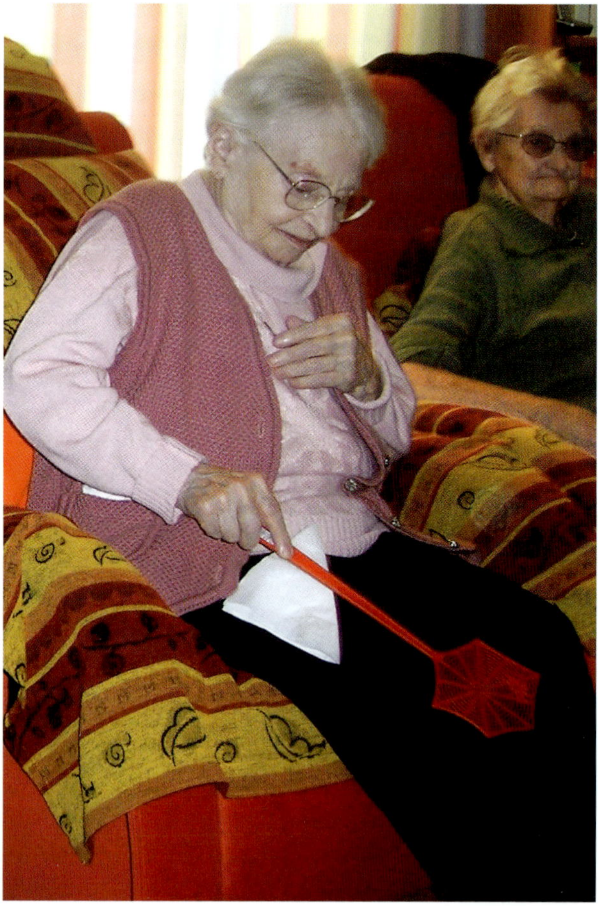

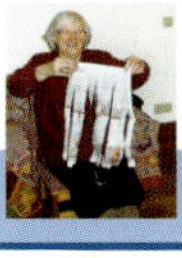

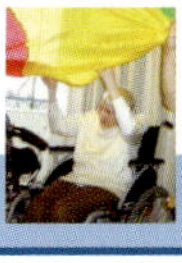

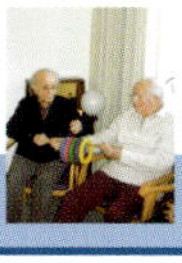

Falten

Aus dem Papierblatt faltet jede Teilnehmerin auf Ihre Anweisung hin ein einfaches Papierflugzeug. – Welches fliegt am besten/am weitesten? – Wer kennt noch Faltvariationen und zeigt sie uns? – Was kann man noch falten?

Zu jedem dieser Alltagsmaterialien lassen sich noch andere Aufgaben und Übungsformen finden. Sie müssen nur Ihre Fantasie und Erfahrung spielen lassen und ein wenig Mut zum Ausprobieren haben.

Genauso verhält es sich auch mit der Auswahl dieser Alltagsmaterialien. Denkbar sind noch ganz andere, auch hier ist wieder Ihre Fantasie gefragt. Weitere Dinge können sein: Haushaltsgeräte (z. B. Kochlöffel, Topfkratzer, Geschirrtücher), Naturmaterialien (z. B. Steine, Kastanien, Eicheln), Werkzeuge (z. B. Hammer, Schraubenzieher, Metermaß), breites Haushaltsgummi, Strumpfhosenzöpfe, geknotete (und gewaschene) Wollsocken, u. Ä. Halten Sie die Augen offen und Sie werden viele Dinge finden, die sich gut verwenden lassen!

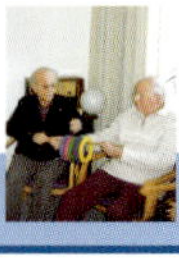
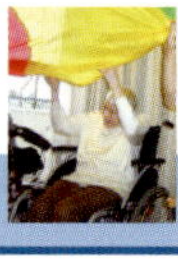
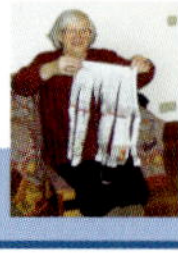

7 Bewegungsgeschichten

In diesen Stunden wählt man folgendes Vorgehen: Man nimmt eine Situation, eine Handlung aus dem alltäglichen Leben als Anlass für die Bewegungsstunde. Je nach Vermögen der Gruppe können Sie sich selbst ausdenken, was in dieser Zeit geschieht und es dann mit der Gruppe darstellen. Oder Sie tragen gemeinsam mit der Gruppe zusammen, was geschehen könnte und spielen es dann gemeinsam. Sie erzählen die Geschichte und die Gruppe stellt mit Ihnen zusammen (pantomimisch) die Inhalte dar.

Diese Stunden bieten viele Anlässe für Gespräche. Sie greifen Erinnerungen und gelebtes Leben auf. Auch wenn manchmal Erinnerungen geweckt werden, die – weil sie vergangen sind – traurig stimmen, enthalten sie dennoch bei behutsamem Eingehen auf die einzelnen Biografien viele lebensbedeutsame Aspekte.

7.1 Ein Wandertag

Gespräch zur Einführung des Themas:

- „Haben Sie früher auch Wanderungen gemacht?
- Wohin sind Sie gewandert? In die Berge? Ans Meer? Übers Land?
- Haben Sie etwas zu essen und trinken mitgenommen?
- Wie haben Sie die Pausen gestaltet? (Richtiges Picknick mit Tischdecke? Oder waren es eher Spaziergänge im Park? Pausen auf den Bänken?
- Sind Sie einmal nass geworden?"

oder Ähnliches.

- „Der Tag beginnt – wie jeder Tag – im Bett. Sie strecken und räkeln sich ausgiebig."
- „Sie stehen auf und machen erst einmal Ihre Morgentoilette." – „Was machen Sie morgens?" Diese Ideen aufgreifen und alle führen sie gemeinsam durch.
- Das Frühstück ist beendet (Zwischenfrage: „Was gab es damals bei Ihnen?") – und nun geht es los.
- Zu Wanderliedern (Kassette) im Sitzen (oder im Raum) marschieren:

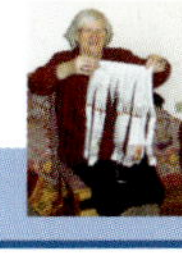
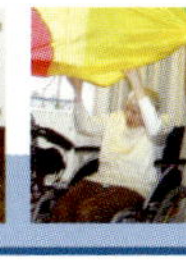
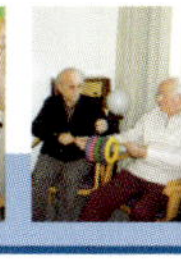

vorwärts, große Schritte, die anderen beim Gehen begrüßen, marschieren mit Armeinsatz usw.

- Sie kommen an eine kleine Lichtung und machen erst mal Pause. – „Was würden Sie in der Pause gerne machen?"
- „Wir nutzen die Wiese und machen erst einmal ein paar Freiübungen." – Hier eine kleine Gymnastikfolge einlegen. Entweder geben Sie die Übungen vor oder die Teilnehmerinnen tragen auf Aufforderung einige zusammen.
- „Aber nun geht es erst mal weiter zum Gipfel!" – Zu Wanderliedern im Sitzen marschieren: Vorwärts, der Weg macht eine Linkskurve, dann kommt ein schmale Brücke, eine Rechtskurve und ein Stück Weg mit spitzen Steinen, dann eine sumpfige Stelle, dann geht es nochmals steil bergauf. Dann ist es geschafft!
- „Sie stehen am Gipfel und sehen sich um. Da steht eine Bank und Sie lassen sich erst einmal darauf nieder." – Die Teilnehmerinnen lehnen sich bequem zurück und Sie erzählen mit ruhiger Stimme (zwischen den einzelnen Passagen genügend Pausen lassen) die Geschichte weiter. Im Hintergrund können Sie auch leise Entspannungsmusik laufen lassen. „Sie sind froh, dass Sie es geschafft haben. Jetzt können Sie die Beine ausstrecken und ausruhen. Sie können die Augen schließen. Sie sind auf dem Gipfel angekommen und sehen sich um. Der Blick schweift in weite Fernen, der Himmel ist klar und rein. Der Horizont ist weit. Die Sonne wärmt Ihr Gesicht und der leichte Wind fächelt Ihnen Kühlung zu. Sie fühlen sich wohlig und entspannt. Aber dann sind Sie ausgeruht. Sie räkeln und strecken sich, ballen die Fäuste und gähnen – der Tag hat Sie wieder."
- „Sie sehen sich um und sehen noch viele andere Mitwanderinnen. Und mit denen können Sie doch eigentlich ein kleines Spielchen machen. Sie finden in einem Papierkorb eine zurückgelassene Zeitung (hier müssen Sie ein paar Seiten einer Tageszeitung herausholen), knäulen sie zu einem Ball zusammen und haben ein Spielgerät." – Es folgt eine Sequenz (je nach Gruppe und Stimmung kürzer oder länger) mit Werfen und Fangen (eventuell können Sie auch noch einen zweiten Zeitungsball mit dazunehmen).
- „Aber nun geht es wieder nach Hause." – Zu Wanderliedern wird der Weg wieder nach Hause zurückgegangen.
- „Und jetzt sind Sie wieder zu Hause angekommen. Sie gehen zu Ihrem Lieblingsplätzchen. – Was ist Ihr Lieblingsplätzchen? – Und ruhen sich aus." – Leise, ruhige Musik und dazu einfache, leichte Lockerungsübungen.

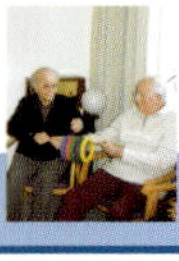
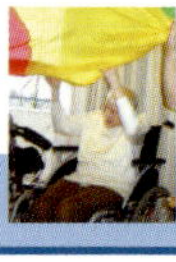
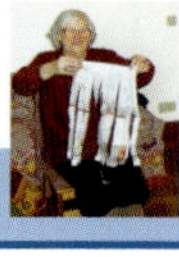

7.2 Ein Tag im Garten

Anregungen für ein Gespräch zum Einstieg in das Thema:

- „Wer von Ihnen hatte einen Garten?
- War der Garten am Haus oder war es ein Schrebergarten?
- Haben Sie auch etwas angepflanzt? Was?
- Haben Sie Ihre Familie damit ernährt?
- Was war alles zu tun im Garten? Im Frühling? Im Sommer? Im Herbst? Im Winter?"

- „Der Tag beginnt mit dem Aufwachen im Bett. Sie räkeln und strecke sich ausgiebig."
- „Nach einem Frühstück machen Sie sich auf den Weg zu Ihrem Garten." – Alle singen gemeinsam ein Wanderlied und marschieren dabei am Platz.
- „Jetzt sind Sie in Ihrem Garten angekommen. Und Sie sehen die viele Arbeit, die auf Sie wartet." – Jede Teilnehmerin denkt sich eine Tätigkeit aus und führt sie pantomimisch vor. Die anderen raten und machen sie nach.
- „Da ertönt das Zeichen, dass vor dem Vereinshäuschen in der Schrebergartenkolonie eine gemeinsame Morgengymnastik beginnt." (Eventuell mit Gong oder Tambourin Zeichen geben.) – Die ganze Gruppe macht Gymnastik nach dem Prinzip der Stammübungen.
- Jede geht wieder zurück in ihren eigenen Garten. Wir greifen nochmals die pantomimische Gartenarbeit auf und machen daraus eine kleine Gestaltung zu Musik. Dabei wählen wir ein Musikstück aus, das (hörbar) aus zwei verschiedenen Melodieteilen besteht.

Beispiel: La Pittoresque aus „Tanz chucci":

Den ersten Teil der Musik gestalten wir gemeinsam:

Strophe 1: Gemeinsam: Äpfel pflücken. Der rechte Arm geht hoch und pflückt den Apfel. Er legt ihn in den links vor uns stehenden Korb. Gegengleich. Solange fortfahren, wie dieser Teil der Musik läuft.

Dann folgt der zweiter Teil in der Musik: Zu diesem Teil führt jede einzelne Teilnehmerin pantomimisch ihre Bewegung aus.

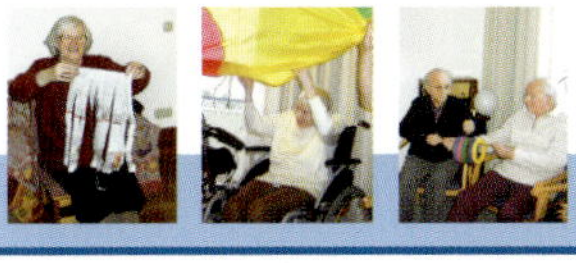

Strophe 2: Gemeinsam: Den Boden umgraben: Pantomimisch die Schaufel in die Erde stecken und gefüllt (schwer!) hochheben und aufladen.
Zum zweiten Teil führt wieder jede Teilnehmerin ihre eigene Bewegung aus.

Strophe 3: Gemeinsam: Wir ziehen aus dem Garten: Auf der Stelle marschieren.

- „Wir ruhen uns aus!" – Alle lehnen sich bequem zurück. Die Leiterin spricht mit ruhiger Stimme und großen Pausen: „Wir sind müde geworden. Die Zeit des Mittagsschläfchens ist gekommen. Wir lehnen uns zurück. Die Sonne scheint warm durch die Blätter. Unser Gesicht wird schön warm. Unsere Arme werden warm. Unsere Oberschenkel werden warm. Wir hören die Käfer und Bienen summen. Eine tiefe Ruhe füllt uns aus. Ein leichter Wind fächelt uns Kühlung zu. Er streicht sanft über uns hinweg. Die Leiterin geht herum und rollt mit einem Igelball sanft über die Rücken der Teilnehmerinnen. Aber dann haben wir uns genug ausgeruht. Wir strecken und dehnen uns, ballen die Fäuste, bewegen die Füße." – Alle setzen sich wieder aufrecht hin und sind da.

- „Mit unseren Nachbarn spielen wir über alle Zäune hinweg ein Ballspiel" (Werfen und Fangen), „oder wir treffen uns noch einmal auf dem Platz und spielen gemeinsam ein Fußballspiel" (Fußballspiel mit einem Wasserball).

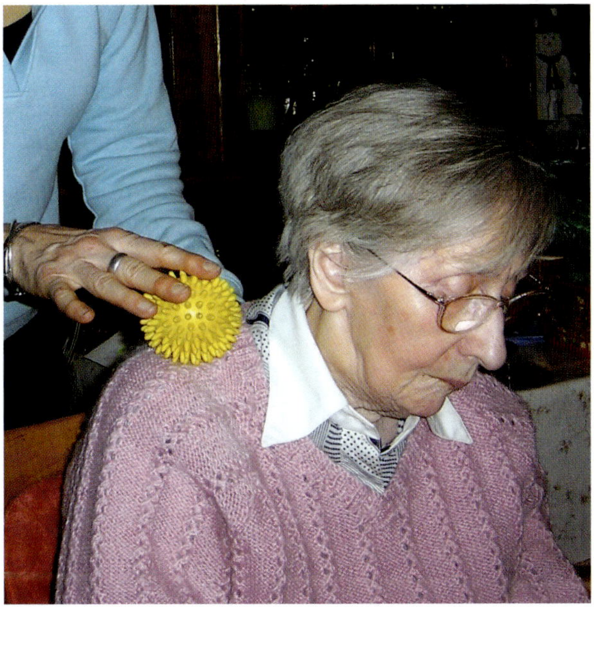

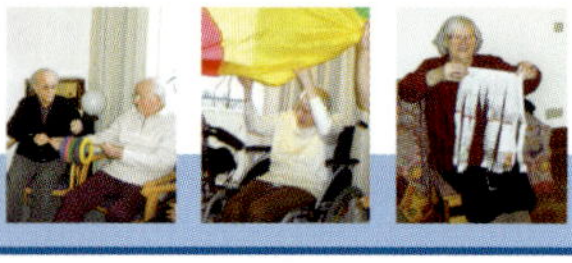

Sie können diese Themen beliebig ausschmücken mit Aufgaben, die dem Leistungsstand und Vermögen Ihrer Gruppe angepasst sind. Folgendes Vorgehen ist empfehlenswert:

a) Sie lassen sich inspirieren von realen Bewegungen und Situationen, die Sie (und Ihre Gruppe) pantomimisch darstellen und zusammentragen.
b) Sie erfinden Situationen dazu, z. B. den Tanz mit den Gartentätigkeiten oder das Spiel mit den Mitwandernden. Thematisch passen sie jedoch auf jeden Fall in Ihre Geschichte.
c) Sie beziehen eine kleinere oder größere Sequenz funktionelle Gymnastik mit ein.
d) Sie schöpfen die Möglichkeiten einer Entspannungseinheit aus.

Weitere Ideen und Themen:

- Ein Ausflug zum Strand
- Ein Tag an einem Bergsee
- Ein Besuch im Café
- Morgens im Bad
- Wir machen Hausputz

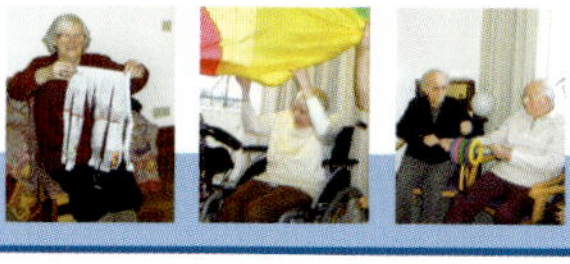

8 Lebenspraktische Fähigkeiten

8.1 Atemübungen

Atem ist Leben. Vom ersten Schrei des Neugeborenen bis zum letzten Atemzug des Sterbenden begleitet der Atem das Leben des Menschen. Im Atem fließen körperliche, seelische und geistige Kräfte zu einer Einheit zusammen und zeigen ihre wechselseitigen Einflüsse. Wenn wir niedergeschlagen sind, uns zu wenig bewegen und gelangweilt sind, geht der Atem flach und oberflächlich. Die Körperzellen erhalten wenig Sauerstoff und der Abtransport der Stoffwechselendprodukte geht langsamer einher. Wenn wir aufgeregt sind oder uns angestrengt haben, atmen wir schnell und heftig. Auch ohne unser Zutun signalisiert unser Körper seinen Sauerstoffbedarf und reguliert die Sauerstoffzufuhr. Andererseits ist über eine bewusste Atemtätigkeit eine große Einflussnahme auf unseren Organismus möglich. Eine Entfaltung und Pflege des Atmens ist der allgemeinen und umfassenden Befindlichkeit zuträglich.

Der Alterungsprozess des Menschen erfasst auch physiologische Veränderungen am Atmungsapparat mit Auswirkungen auf das Gesamtverhalten des Organismus (Auch hier ist wieder das Zusammenwirken zu sehen: Ein Organsystem verändert sich nie nur allein, sondern geht einher mit Wandlungen in anderen Systemen.). Die zunehmende Verkalkung der Rippen und des Brustbeins und die Verknöcherung der Rippenknorpel führt zu einer Einschränkung der Brustkorbbeweglichkeit, einer Minderung der Vitalkapazität und anderer Lungenfunktionen. Das Absterben von Lungenkapillaren und Alveolen verringert die Diffusionsfläche für den Sauerstoff und die Sauerstoffaufnahmekapazität. Die Kalkeinlagerungen im Lungengewebe führen zu einem Elastizitätsverlust des Lungengewebes, die Restluft nimmt zu, während die Vitalkapazität abnimmt, was eine Minderung des Atemminutenvolumens bedeutet. Die Rückbildungsvorgänge im Lungengewebe führen zu einer Überblähung der Lungenbläschen. Insgesamt ist die Atmung alter Menschen also eingeschränkt.

Die Atmung ist ein unbewusst ablaufender Prozess, der bei einer Bewusstmachung fast immer zunächst gestört wird. Sie wird vom Atemzentrum gesteuert und passt sich normalerweise dem Sauerstoffbedarf des

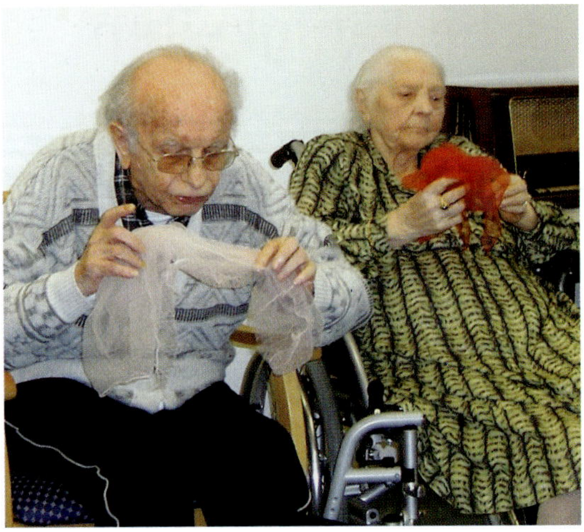

Organismus sofort, selbstständig und unwillkürlich an (Atemanhalten bei Schreck, vermehrte Atmung bei Anstrengung usw.). Über die Ausatmung wird das Kohlendioxid, zu dem sich der Sauerstoff umgebildet hat, ausgeschieden.

Da sich im Alter die physiologischen Bedingungen im Organismus verändern, wirken sich diese natürlich auch auf die Atmungsvorgänge aus. Eine veränderte Lebensführung tut ihr Übriges. So bewirkt die zunehmende Verknöcherung des Brustkorbes zusammen mit der Reduzierung der Bewegung und des Aufenthalts im Freien eine verringerte Sauerstoffversorgung oder eine zusammengesunkene Sitzhaltung vermindert zusammen mit den Kalkeinlagerungen im Lungengewebe die Vitalkapazität.

Insgesamt lässt sich sagen: Jede Bewegung erhöht den Sauerstoffbedarf des Organismus und führt zu einer Vertiefung der Atmung und beinhaltet per se positive Auswirkungen. Atmen und Bewegung hängen eng miteinander zusammen, jede körperliche Bewegung verändert die Atmung. Insofern sind alle Bewegungsaufgaben und Übungen, die wir initiieren, auch Atemübungen. Gesonderte Atemübungen dienen u. A. auch der Bewusstmachung und Steuerung dieser Prozesse.

Atmen geschieht zwar normalerweise unbewusst, aber im Unterschied zu anderen vegetativen Körperfunktionen lässt sich der Atem auch willkürlich steuern. Darüber ist uns der Zugang zum vegetativen Nervensystem möglich und über die Atmung lässt sich eine positive Beeinflussung verschiedener Störungen wie Verspannungen, Schlafstörungen, Ängste usw. erreichen.

In der Atemgymnastik geht es um die Bewusstmachung des Atemvorgangs, Entspannung von Körper und Geist und Pflege des Atemapparats. Sie zielt ab auf eine verbesserte Atemtechnik und eine verbesserte Sauer-

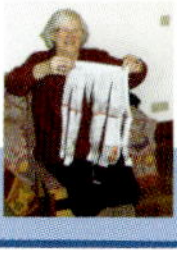

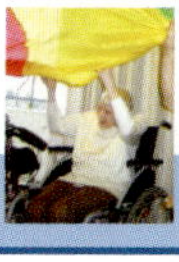

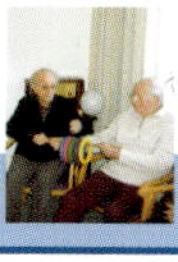

stoffversorgung des gesamten Organismus. Durch die Kenntnisse der Zusammenhänge von Körper, Seele und Geist ist eine Steigerung des gesamten Wohlbefindens möglich.

8.2 Allgemeine Grundregeln für die Praxis

Atemübungen sollten nicht übertrieben werden. Ungewohnt tiefes Einatmen kann durch die Überflutung des Organismus mit Sauerstoff zu Schwindel und Unwohlsein führen.

Der Atemvorgang

Einatmung

Die Einatmung ist ein aktiver Vorgang unter Beteiligung der Atemmuskeln und des Zwerchfells. Der Brustkorb vergrößert sich, in den Lungen entsteht ein Unterdruck und die Luft wird von den Lungenbläschen angesaugt.

Die Einatmung geschieht immer von unten nach oben, der Brustkorb lässt sich im unteren Teil besonders weiten. Vergleichbar mit einem Eimer, in den Wasser eingefüllt wird, strömt die Luft zunächst in den unteren Teil, dann wird der mittlere Teil (Nabel bis Brustkorbmitte), danach erst der letzte Teil (bis Schlüsselbein) gefüllt.

Ausatmung

Die Ausatmung ist in Bezug auf die Muskeltätigkeit eher ein passiver Vorgang, denn sie wird durch ein Nachgeben und Entspannen der Atemmuskeln erzeugt. Der Brustkorb verkleinert sich und durch den dadurch entstehenden Überdruck in den Lungen wird die Luft herausgepresst.

Die Ausatmung ist wichtiger als die Einatmung. Um bei unserem Bild mit dem Eimer zu bleiben: In einen leeren Eimer kann mehr Neues gefüllt werden als in einen halb vollen.

Gerade alte Menschen atmen oft nicht genügend aus, sodass weniger neuer Sauerstoff eingeatmet wird. Von daher muss jede Bewusstmachung der Atemvorgänge von der Bewusstmachung der tiefen Ausatmung begleitet sein.

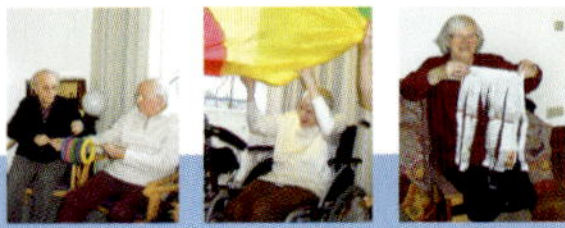

Atempause

Nach jeder Ausatmung erfolgt die ruhige Atempause, bis das Atemzentrum wieder den Befehl erteilt, einzuatmen. Die Atemmuskeln spannen sich an und wir atmen ein. Die Atempause bedeutet für den gesamten Organismus eine kurze Phase der Ruhe und Erholung. Auf die Bewusstmachung und Einhaltung der Atempause muss in der praktischen Arbeit besonderer Wert gelegt werden.

Die richtige Einatmung erfolgt durch die Nase (die Luft wird in der Nase gereinigt und gewärmt). Dann wird der Atem einfach losgelassen, er strömt den gleichen Weg zurück und wird durch den Mund herausgelassen. Ist der Ausatemstrom versiegt, stellt sich die Atempause ein – solange, bis wir wieder den Impuls zum Einatmen verspüren.

Der Schwerpunkt des Atemvorgangs ist immer auf die Ausatemphase zu legen. Diese lässt sich verlängern, vertiefen, bewusst gestalten. Der Impuls zum Einatmen kommt von ganz allein und, je tiefer wir ausgeatmet haben, umso tiefer wird die Einatmung sein.

Oberstes Gebot: keine Anstrengung, nichts forcieren, kein Druck – nur so kann die Atmung entspannt sein und der eigene Atemrhythmus gefunden werden.

In der Atemarbeit mit sehr alten Menschen zeigt sich besonders die Schwierigkeit, Übungen, die im Kopf entstehen, in den Körper umzusetzen. Der Weg muss oft andersherum erfolgen. Nicht der Kopf plant die Bewegung und der Körper führt aus, sondern über die Bewegungen des Körpers – die wir anleiten – setzen wir die notwendigen Prozesse in Gang.

Abstrakte Bewegungsanweisungen helfen oft gar nicht, sie können nicht mehr umgesetzt werden. Wenn wir allerdings mit Bildern arbeiten, bewirkt die Vorstellung oft den Einsatz der richtigen Bewegungsabläufe (z. B. Pusteblume: – Und auch das letzte Schirmchen muss noch weggeblasen werden!).

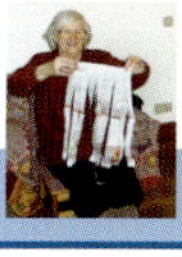

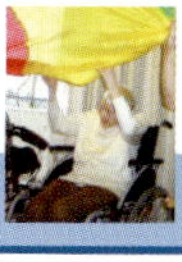

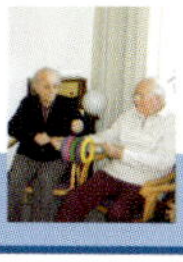

Vorschläge für die Praxis

Ausgangsstellung

Auch wenn die Wichtigkeit (und Richtigkeit) einer korrekten Ausgangsstellung immer wieder betont wird, zeigt uns jedoch die Praxis in der Arbeit mit alten Menschen, die sich nicht mehr auf den Boden legen können oder wollen und die ein wenig ausgeprägtes Körpergefühl haben, unsere Grenzen. Wir müssen aber dennoch immer wieder auf die Ausgangsstellung hinweisen:

Beide Füße auf den Fußboden stellen.
Den Rücken gerade machen.
Nicht die Schultern hochziehen.
Von der Lehne wegrücken und gerade aufrecht sitzen.
Die Hände liegen locker auf den Oberschenkeln.

Vorübungen

Wir bleiben auf der Sitzfläche sitzen, aber bewegen den Oberkörper leicht nach rechts und links. – Wie wirken sich die Schwankungen im Oberkörper auf unsere Oberschenkel und auf unser Gesäß aus?

Wir bleiben auf der Sitzfläche sitzen und bewegen den Oberkörper leicht vor und zurück. – Wie wirken sich die Schwankungen im Oberkörper auf unsere Oberschenkel und unser Gesäß aus?

Wir bleiben auf der Sitzfläche sitzen und bewegen den Oberkörper leicht im Kreis herum, als wollten wir mit einem Pinsel auf dem Kopf einen Kreis an die Decke malen. – Wie wirken sich diese Kreisbewegungen auf unser Gesäß aus?

Wir heben abwechselnd den rechten und den linken Oberschenkel leicht an.

Dabei nehmen wir die rechte oder die linke Pobacke mit.

Wir sitzen genau in der Mitte auf der ganzen Sitzfläche. – Ist der Rücke noch gerade?

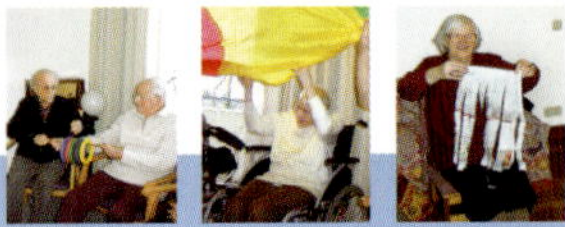

Übungen

Beide Hände auf den Bauch legen, sodass sich die Fingerspitzen fast berühren. Wir atmen aus und üben einen leichten Druck mit den Händen auf den Bauch aus. Wir warten die Atempause in Ruhe ab und atmen dann ein, der Bauch wölbt sich und damit bewegen sich die Hände.

Wir legen beide Handflächen rechts und links an die Rippen (Die meisten alten Menschen können ihre Arme wegen der Einschränkung in der Schulterbeweglichkeit nicht mehr korrekt auf die Flanken legen.). Beim Ausatmen üben wir einen leichten Druck auf die Rippen aus. Wir warten in Ruhe die Atempause ab und atmen dann so ein, dass die Hände die Bewegung der Rippen spüren können.

Wir legen beide Handflächen auf den oberen Brustkorb und spüren die Wärme unter den Händen. Beim nächsten Ausatmen üben die Hände einen leichten Druck aus. Wir warten in Ruhe die Atempause ab und atmen dann ein, sodass die Hände leicht nach oben und vorne bewegt werden.

Wir lehnen uns entspannt zurück, beide Hände liegen im Schoß. Wir atmen tief aus, warten in Ruhe die Atempause ab und atmen dann tief ein. Diesen Atem behalten wir in uns und zählen in Gedanken langsam bis 3 (bis 6). Danach atmen wir langsam (nicht ruckhaft!) aus. Der vermehrte Sauerstoff in unserem Organismus hat genügend Zeit, sich auszubreiten.

Wir sitzen in der Ausgangsstellung, atmen aus, warten die Atempause ab und atmen wieder ein. Beim nächsten Ausatmen unterbrechen wir den Luftstrom einige Male.

Wie oben, aber am Ende des Ausatemstroms atmen wir noch einmal den letzten Rest aus der Lunge („es ist immer noch etwas da").

Während der gesamten Einatmungsphase heben wir rechten Arm nach oben, halten ihn in der Atempause oben und senken ihn während der Ausatemphase langsam wieder nach unten. Gegengleich.

Wir verschränken beide Hände vor dem Bauch. Wir ziehen sie am Körper und am Gesicht entlang nach oben (bis die Arme annähernd in der Senkrechten sind), dann die Hände umdrehen und zur Decke zeigen lassen. Wir atmen ein und strecken den Rücken. (Vorsicht: nicht die Schultern hochziehen!), Atempause, wir senken die Arme ab und atmen dabei aus.

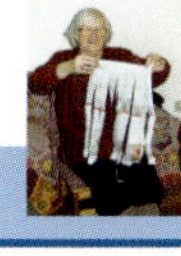

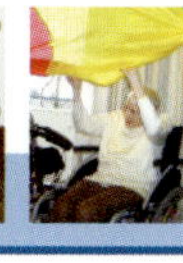

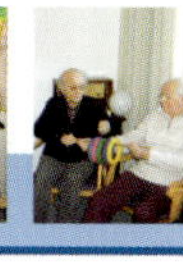

8.3 Gehen

Gehen ist ein Thema von besonderer Bedeutung. Mit Gehen ist nicht nur die Fortbewegung gemeint, sondern Gehen ist Ausdruck und Kennzeichnung der Person und ihrer psychischen Verfassung. „Wie geht's?" – „Es geht!" Eine übliche Frage und eine übliche Anwort einer Begegnung. Gemeint ist sicherlich nicht der motorische Vollzug dieser Handlung.

„Es geht" hat beim Kleinkind, wenn es die ersten eigenen Schrittchen in die Welt macht (zwar unbeholfen und wackelig, aber in die Welt), eine besondere Bedeutung, die längst nicht nur den motorischen Vollzug und die Koordination der Gliedmaßen meint.

Und so ist ein „Es geht nicht mehr" eben nicht mehr nur der Ausdruck einer körperlichen Einschränkung, sondern Ausdruck eines umfassenden Lebensgefühls.

Wir Menschen sind normalerweise ein Leben lang gegangen – und dem Gehen kommt eine besondere und wichtige Bedeutung zu. Gehen ist eine natürliche Bewegungsform, auf die hin der gesamte Organismus angelegt ist. Eine Einschränkung dieser banalen Fähigkeit zieht eine ganze Reihe von Veränderungen im Organsystem und in der Psyche des Menschen nach sich.

Für alte Menschen ist mit gehen können häufig die soziale Eingebundenheit verbunden. Sein Zimmer nicht mehr verlassen zu können, geht häufig einher mit Vereinsamung und Isolation.

Auch hier gilt – wie bei allen anderen Bereichen auch – dass eine tägliche Inanspruchnahme einen Abbau verhindert oder verlangsamt. Deshalb müssen Gehen und Geh- und Gleichgewichtsübungen in ein Programm der Aktivierung und Bewegung unbedingt aufgenommen werden. Bei Bettlägerigen beispielsweise erfolgen, sobald es der Krankheitszustand zulässt, Geh- und Stehversuche.

Häufig ist zu beobachten, dass alte Menschen breitspurig stehen und gehen. Sie vergrößern auf diese Weise unbewusst ihre Unterstützungsfläche, wenn der Gleichgewichtssinn nicht mehr voll wirksam ist. Ebenso weisen der schlurfende Gang oder Trippelschritte darauf hin, dass das Bedürfnis nach Sicherheit ein möglichst kurzes Verlassen der Bodenberührung mit sich bringt. In unseren Stunden müssen wir immer wieder Übungen zum

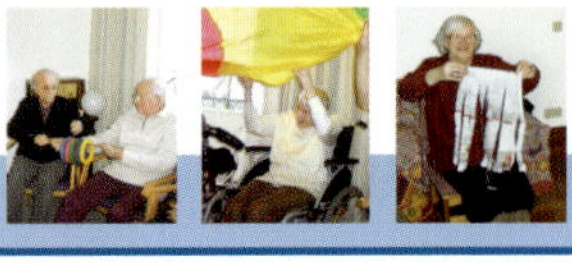

Gehen einbauen. Nur die Rollstuhlfahrerinnen sind davon ausgenommen. Ansonsten sind – mit Hilfestellungen – alle aufgefordert, bestimmte Sequenzen des Übens von Gehen und Gleichgewicht einzuhalten.

Gehübungen

Wir können vorbereitende Kräftigungsübungen der Füße und Beine und ein Beweglichmachen der Fußgelenke vorschalten.

Wir gehen durch den Raum, diagonal, im Kreis.

Wir gehen in Handfassung zu zweit und zu dritt.

Wir gehen in einer Schlange, wobei sich die ganze Gruppe an den Händen fasst. Der Kopf der Schlange wechselt.

Wir gehen in Form einer Polonäse zu Musik durch den Raum, dabei benutzen wir verschiedene Raumwege.

Sie verteilen Stühle im Raum und die Polonäse (oder die einzelne Teilnehmerin, das Paar) bewegt sich darum herum.

Wir schleichen ganz leise wie eine Katze.

Wir gehen wie ein Elefant: mit viel Kraft und Gewicht, der ganze Fuß setzt auf.

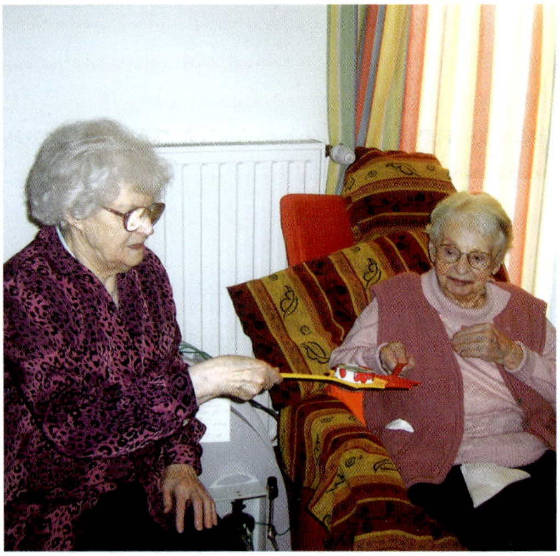

Wir rollen den Fuß bewusst ab. Die Ferse setzt auf, der ganze Fuß wird abgerollt.

Mit mehreren Schritten führen wir eine halbe oder ganze Drehung aus.

Wir gehen vorwärts, dabei setzen wir die Füße möglichst dicht voreinander.

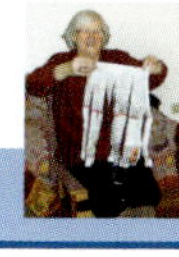
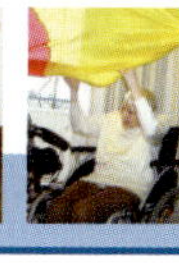
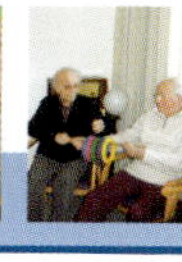

Wir stehen vom Stuhl auf, machen einige Schritte in den Raum, kehren zum Stuhl zurück und setzen uns wieder hin.

Wir stehen vom Stuhl auf, gehen um den Stuhl herum und setzen uns wieder.

Wir halten einen Gegenstand in den Händen (Ball, Sandsäckchen usw.) und gehen damit herum.

Wir gehen herum und fangen ein überraschend geworfenes Sandsäckchen auf.

Wir folgen einer gedachten Figur auf dem Boden (Zahl, Buchstabe, Haus).

Wie oben, aber dabei immer in eine Richtung schauen (dann muss man vorwärts, seitwärts und rückwärts gehen).

Wir gehen mit einem Tennisring auf dem Kopf (Zeitung, Sandsäckchen).

8.4 Gleichgewicht

Eng mit Gehübungen verbunden sind Übungen zur Erhaltung des Gleichgewichts. Alle wesentlichen Alltagsbewegungen, (das Liegen ausgenommen), bedürfen des Widerstandes gegen die Schwerkraft, damit wir nicht zu Boden fallen. Und so bedürfen auch alle Verrichtungen des Alltags des Gleichgewichtssinns. Sich anziehen, Treppensteigen, sitzen, drehen – kurz, alle Bewegungen und Haltungen des Körpers benötigen zu ihrem Funktionieren die Überwachung und den Einsatz des Vestibulärapparats. Plötzlich auftretender Schwindel verunsichert z. B. jeden so stark, dass er sich immer in der Nähe einer Stütze aufhalten muss. Das Aufrichten aus der Liegeposition und das Sitzenbleiben an der Bettkante kann nur gelingen, wenn wir das Gleichgewicht gefunden haben. Ein plötzlicher Zusammenbruch des Gleichgewichtssystems hat z. B. einen Sturz zur Folge – und gerade bei alten Menschen sind die Folgen davon oft ganz gravierend.

Auch das Gleichgewichtssystem bedarf der Übung und es bietet sich an, in unseren Stunden auch immer Gleichgewichtsübungen einzubauen.

Gleichgewichtsübungen

Wir stellen uns hinter den Stuhl und halten uns an der Stuhllehne fest:

Auf Zehenspitzen stellen und wieder absenken.

In den Knien leicht nachgeben und Beine leicht beugen.

Oberkörper mit geradem Rücken leicht nach links und nach rechts hinten verdrehen.

Bei diesen Übungen müssen wir darauf achten, dass die Lehne wirklich nur als Stütze dient und das Gewicht nicht abgegeben wird.

Wir stellen uns hinter den Stuhl, aber wir halten uns nur mit den Zeigefingern an der Stuhllehne:

Die gleichen Übungen wie oben.
Wir stellen uns hinter den Stuhl, stehen aber frei, die Stuhllehne dient nur noch als Stütze zwischendurch, wenn wir das Gleichgewicht verlieren:

Die gleichen Übungen wie oben.
Wir stellen uns seitlich hinter den Stuhl, der Arm ist seitlich nach links ausgestreckt, die linke Hand fasst die Stuhllehne und dient als Stütze:

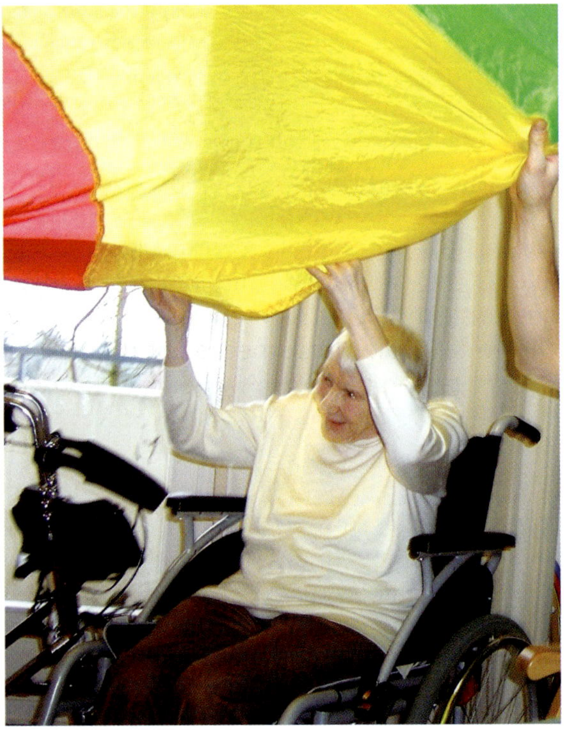

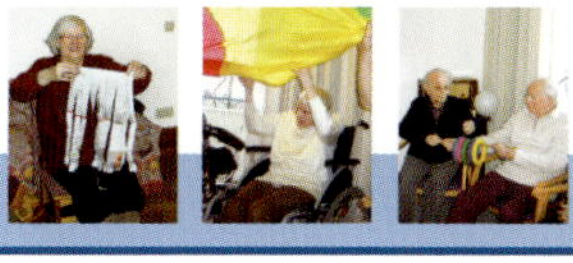

Wir schwingen leicht vor und rück, wenn es geht, mit geschlossenen Augen: Welche Muskeln arbeiten? Wann?

Das rechte Bein schwingt vor und zurück.

Das rechte Knie geht vor – hoch.

Das rechte Knie geht vor – hoch – seit – ab.

Das rechte Bein wird seitlich abgespreizt.
Alle Übungen erfolgen auch gegengleich.

Wir gehen mit beiden Beinen auf Zehenspitzen und beugen leicht die Knie.

Wir stellen die Füße ganz eng nebeneinander und lösen die Hand. – Wer kann am längsten in dieser Position bleiben?

Wir stellen beide Füße ganz dicht voreinander und lösen die Hand.

Wir stellen beide Füße voreinander und schließen die Augen. – Wann fangen wir an, zu schwanken? – Wie fühlen sich die Schwankungen des Körpers im Arm und in der Hand an?

Letztlich dienen alle Bewegungsübungen auch der Schulung des Gleichgewichts. Die Drehbewegungen des Kopfes und dessen Seitneigungen wirken über die Hörschnecke auf das Vestibulärsystem und geben immer Informationen über die Position des Körpers und das Gleichgewicht.

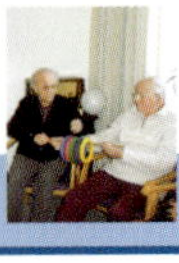
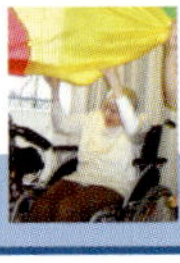
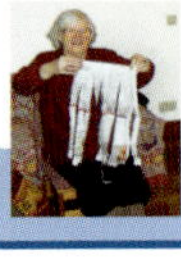

C ANHANG

9 Literatur und Weiterbildung

9.1 Literaturverzeichnis

BAUMANN, H. (1988): Älter werden – fit bleiben. Ahrensburg: Czawalina.

BEYSCHLAG, R. (1996): Altengymnastik und kleine Spiele. Stuttgart: Fischer.

BROICH, J. (1997): Seniorenspiele. Köln: Maternus.

BÜCKEN, H. (1994): Kimspiel. München: Hugendubel.

DUNHORST, H. (1994): Gedächtnistraining. Ein Jahresprogramm. Hannover: Vincentz.

EISENBURGER, Marianne (1996): Geschicklichkeit. Handbuch des Deutschen Turnerbundes 50 plus. Teil 5. Frankfurt.

ERN, M. (1993): Förderung und Integration entwicklungs- und altersbehinderter Senioren durch Tagesstrukturierung. Köln: KDA, Eigendruck.

EVERS, M. (1994): Geselligkeit mit Senioren. Wahrnehmen, Gestalten – Bewegen. Weinheim: Beltz.

GESAMTHOCHSCHULE KASSEL (1984): „Fit sein" im Altenheim. Kassel: Gesamthochschul-Bibliothek.

HARMS, H. & DREISCHULTE, G. (1995): Musik erleben und gestalten mit alten Menschen. Stuttgart, Jena, New York: Fischer.

HÖFLER, H. (1991): Atemtherapie und Atemgymnastik. Stuttgart: Thieme.

JASPER, B. (1993): Bewegung fördern. Hannover: Vincentz.

JASPER , B. (Hrsg.: DTB) (1996): Fit im Kopf. DTB-Forum 50 plus; Handbuch des DTB, Teil 6. Frankfurt/M.: Fördergesellschaft des DTB.

JASPER , B. & DEUTSCHER TURNER-BUND (1989): Turnen der Älteren. München: BLV.

JASPERS , B. (1995): Spiel und Gespräch. Hannover: Vincentz.

KAECHELE, W. (1981): Tanz und Spiele für Bewegungsbehinderte. Bad Wiessee: Falken.

KDA (1992): Gerontopsychiatrische Tagesstätten. Möglichkeiten der Vermeidung vollstationärer Versorgung und erneuter Hospitalisierung. Köln: Eigendruck.

KDA (1993): Behinderung im Alter – Kommunikation. Köln: Eigendruck.

KDA (1993): Malen heißt Zeichen setzen. Erfahrungsberichte und Hilfestellungen aus zwei Malaktivitäten mit psychisch veränderten Hochbetagten. Köln: Eigendruck.

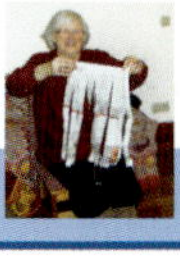
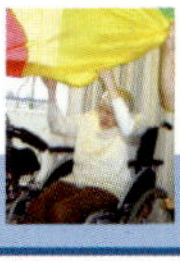
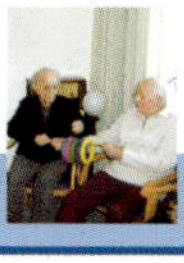

KLÜTSCH, E. (!995): Feste und Feiern. Hannover: Vincentz.

KRUBER, D. (1993): Übungen Seniorensport, Teil 1 und 2. Bonn: Dümmler.

LADNER-MERZ, S. (1995): Gedächtnistraining. Altenpflege, 20,11,1995.

LANDESVERSORGUNGSAMT HESSEN (1984): Kreativ im Heim. Orientierungshilfen. Wiesbaden.

LUBOWSKY, G. (1996): Mehr Bewegung für ältere Menschen. Eine Seminarreihe für Mitarbeiter/innen. In Zusammenarbeit mit NTB und kath. Erwachsenenbildung in Niedersachsen.

MATTHES, W. (1996): Ergotherapie in der Geriatrie. Dortmund: verlag modernes lernen.

PHILIPPI-EISENBURGER, M. (1990): Bewegungsarbeit mit älteren und alten Menschen. Schorndorf: Hofmann.

PHILIPPI-EISENBURGER , M. (1991): Praxis der Bewegungsarbeit mit Älteren. Schorndorf: Hofmann.

RUNGE, M. & REHFELD, G. (1995): Geriatrische Rehabilitation im therapeutischen Team. Stuttgart: Thieme.

SCHARRL, M. (1982): Bewegungstraining mit alten Menschen. Gruppengymnastik, Aktivpflege.

SCHMIDT, M. (1992): ...und fühle mich so jung dabei. 15 Jahre Gymnastik mit Senioren. München: Pflaum.

SCHMITT-HACKENBERG, U. (1996): Wahrnehmen und motivieren. Die 10-Minuten-Aktivierung für die Begleitung Hochbetagter. Hannover: Vinzentz.

SCHMITT-HACKENBERG , U. (1991): Malen mit verwirrten und dementen Bewohnern im Pflegeheim. In: KDA (1993): Malen heißt Zeichen setzen. Köln: Eigendruck.

SCHÜTZENDORF, E. & WALLRAFEN-DREISOW, H. (1991): In Ruhe verrückt werden dürfen. Für ein anderes Denken in der Altenpflege. Frankfurt: Fischer.

SCHWANER-HEITMANN, B. (1994): Bewegung und Spaß für Senioren. Celle: Pohl.

STEINER-HUMMEL, I. (1993): Altern heißt Zeichen setzen. Vorwort. In: KDA (1993): Malen heißt Zeichen setzen. Köln: Eigendruck.

STENGEL, F. : Gedächtnis spielend trainieren. Stuttgart: Memo verlag.

ZEMANN, H. (1997): Sechs Anmerkungen zum selbstbestimmten Leben im Alter aus gerontologischer Sicht. Beitrag zum Workshop III: Selbstbestimmtes Leben im Alter – Selbsthilfe älterer Menschen. Deutscher Seniorentag 1997 in Dresden.

ZENTRALSTELLE FÜR LEHRERFORTBILDUNG (1989): Tanz Chuchi. Bewegung und Musik. Bern: Zytglogge.

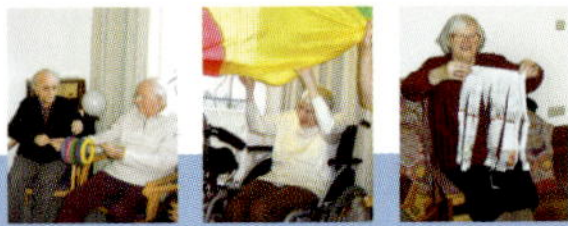

9.2 Möglichkeiten der Weiterbildung

Die Akademie des Deutschen Turner-Bundes bietet ab 1999 verschiedene Maßnahmen im Bereich der Hochbetagten an. Ein Programm zu den unter dem Motto „Aktivieren und Bewegen" angebotenen Schulungen erhalten Sie bei der

DTB-Akademie
Otto-Fleck-Schneise 8
60528 Frankfurt
Tel.: 069/67 80 10

9.3 Adressen

DTB-Akademie, Otto-Fleck-Schneise 8,
60528 Frankfurt, T (0 69) 67 80 11 34

Mitglieds- und Landesturnverbände

Badischer Turner-Bund; Geschäftsführer: Reinhard Stark; Geschäftsstelle: Am Fächerbad 5, 76131 Karlsruhe, T 0721/18150, Fax 0721/26176, E-Mail: zentrale@Badischer-Turner-Bund.de, Internet: www.Badischer-Turner-Bund.de

Bayerischer Turnverband; Geschäftsführer: Norbert Höflacher, E-Mail: hoeflacher@turnverband-bayern.de; Geschäftsstelle: Georg-Brauchle-Ring 93, 80992 München, T 089/15702-314, Fax 089/15702-317, E-Mail: mail@turnverband-bayern.de

Berliner Turnerbund; Geschäftsführer: Jens-Uwe Kunze; Geschäftsstelle: Vorarlberger Damm 39, 12157 Berlin, T 030/7879450, Fax 030/78794520, E-Mail: info@berlinerturnerbund.de

Märkischer Turner-Bund Brandenburg; Verband für Turnen, Freizeit-, Gesundheits- und Spitzensport im Land Brandenburg; Geschäftsführer: Rolf Lorenz; Geschäftsstelle: Am Luftschiffhafen 2, Haus 31, 14471 Potsdam, T 0331/901177, Fax 0331/901178

Bremer Turnverband; Geschäftsführerin: Ines Henkel; Geschäftsstelle: Violenstr. 27, 28195 Bremen, T 0421/326592, Fax 0421/325403, E-Mail: stadtturner@t-online.de

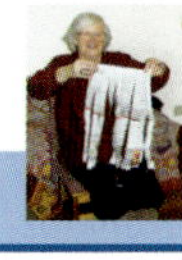
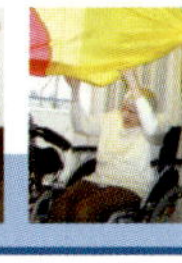
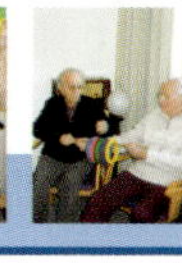

Verband für Turnen und Freizeit Hamburg; Geschäftsführer: Bernd Lange-Beck; Geschäftsstelle: Haus des Sports, Schäferkampsallee 1, 20357 Hamburg, T 040/41908-237, Fax 040/ 41908-202, E-Mail: vtf-hamburg@t-online.de

Hessischer Turnverband; Geschäftsführer: Ulrich Schulze Forsthövel; Geschäftsstelle: Huizener Str. 22-24, Postfach 15 68, 61105 Bad Vilbel, T 06101/5461-0, Fax 06101/546120, E-Mail: buero@htv-online.de

Landesturnverband Mecklenburg-Vorpommern; Geschäftsführer: Hans-Jürgen Madaus; Geschäftsstelle: Tschaikowskistraße 42, 18069 Rostock, T u. Fax 0381/4007755

Turnverband Mittelrhein; Geschäftsführer: Stefan Lenz; Geschäftsstelle: Haus des Sports, Rheinau 10, 56075 Koblenz, T 0261/135150, Fax 0261/135159, E-Mail: geschaeftsstelle@tvm.org, Internet: www.TVM.org

Niedersächsischer Turner-Bund; Geschäftsführer: Heinz-Hermann Gerlach, E-Mail: Heinz-Hermann.Gerlach@NTB-Infoline.de; Geschäftsstelle: Postfach 44 09, 30044 Hannover, Maschstr. 18, 30169 Hannover, T 0511/98097-0, Fax 0511/98097-12, E-Mail: Info@NTB-Infoline.de, Internet: www.ntb-infoline.de

Pfälzer Turnerbund; Geschäftsführer: Gunter Lenz; Geschäftsstelle: Turnerweg 60, 76855 Annweiler am Trifels, T 0631/3403470, Fax 0631/ 3403471, Mobil 0172/6841270, E-Mail: Pfaelzer_turnerbund@t-online.de, Internet: www.pfaelzer-turnerbund.de

Rheinhessischer Turnerbund; Geschäftsführerin: Birgitt Nebrich; Geschäftsstelle: Jahnstr. 4, 55124 Mainz, T 06131/94170, Fax 06131/ 941717, E-Mail: geschaeftsstelle.rhtb@t-online.de, Internet: http:// RhTB-Mainz.bei.t-online.de

Rheinischer Turnerbund; Geschäftsführer: Wolfgang Gorzalka; Geschäftsstelle: Paffrather Str. 133, 51465 Bergisch Gladbach, Postfach 20 07 45, 51437 Bergisch Gladbach, T 02202/2003-0, Fax 02202/ 2003-90, E-Mail: rtb@rtb-internet.de, Internet: www.rtb-internet.de

Saarländischer Turnerbund; Geschäftsführer: Karsten Kreis; Geschäftsstelle: Hermann-Neuberger-Sportschule 1, Gebäude 54, 66123 Saarbrücken, T 0681/3879-226, Fax 0681/3879-230, E-Mail: saarl.turnerbund@t-online.de, Internet: www.saarl-turnerbund.de

Landesturnverband Sachsen-Anhalt; Geschäftsführerin: Bianka Hüller; Geschäftsstelle: Manfred-Stern-Str. 7, 06128 Halle, T 0345/ 1200216, Fax 0345/1200217, E-Mail: ltv-sa@freenet.de

Sächsischer Turn-Verband; Geschäftsführer: Ulrich Neubauer; Geschäftsstelle: Goyastraße 2 d, 04105 Leipzig, E-Mail: postmaster@saechsischer-turnverband.de

Schleswig-Holsteinischer Turnverband; Landesgeschäftsführer: Dr. Ulf Heinrich; Geschäftsstelle: Lessingstr. 5, 24610 Trappenkamp, T 04323/ 8022-0, Fax 04323/802255

Schwäbischer Turner-Bund; Geschäftsführer: Robert Baur; Geschäftsstelle: Fritz-Walter-Weg 19, Postfach 50 10 29, 70340 Stuttgart, T 0711/57556-0, Fax 0711/57556-76, E-Mail: info@STB-Nr1.de, Internet: www.STB-NR1.de

Thüringer Turn-Verband; Geschäftsführer: Karl-Heinz Preidel; Geschäftsstelle: Schützenstr. 4, 99096 Erfurt, T 0361/3455605/06, Fax 0361/ 3455641, E-Mail: thueringerturnverband@t-online.de, Internet: www.thueringer-turnverband.de

Westfälischer Turnerbund; Geschäftsführer: Georg Kirse; Geschäftsstelle: Zum Schloss Oberwerries, 59073 Hamm, T 02388/30000-0, Fax 02388/ 30000-99, E-Mail: wtb-1@t-online.de, Internet: wtb.de

Akademischer Turnbund; Geschäftsführerin: Utta Hellwig-Wolter; Geschäftsstelle: Normannenstraße 3, 14129 Berlin, T 030/80584855, Fax 030/ 80584856, eMail: ATB-GS@t-online.de

Bayerischer Turnspiel-Verband; Geschäftsstelle: Postfach 500120, 80971 München, T 089/15702-374, Fax 089/1574641

Bildnachweis

Titelbild:	Michael von Fisenne, Fotoagentur, Aachen
Fotos Umschlag und Innenteil:	Marianne Eisenburger, Marburg Susanne Wittmann, Marburg Jochen Lenz, Dreihausen
Covergestaltung:	Sabine Groten, Aachen